写真でわかる 早引き

高齢者の薬ハンドブック

2024-2025

順天堂大学医学部付属
順天堂東京江東
高齢者医療センター客員教授

饗庭 三代治

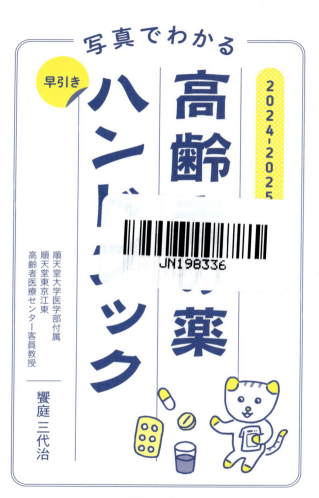

X-Knowledge

本書の使い方

本書は、高齢者の主な病気の症状と、処方される薬の効能とをコンパクトな1冊にまとめたものです。代表的な先発薬およびジェネリック医薬品を写真とともに掲載しました。

1章 高齢者によく処方される薬データ集

1章では高齢者が患いやすい病気と、その代表的な薬を紹介。先発薬とジェネリック医薬品がひと目でわかるように色分けしました。副作用などのデータも詳しく紹介しています。

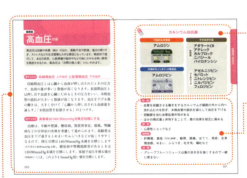

処方される薬
代表的な先発薬とジェネリック医薬品は写真を掲載。

薬のデータ
特徴、使用禁忌、副作用など、そのページに記載の薬の一般的な情報(一部抜粋)を掲載。

病気の症状
身体的・精神的な特徴など、病気の基本事項を説明。

※個別の薬剤の詳細な情報は、薬剤の添付文書をご確認ください。

※写真で掲載されている先発薬とジェネリック医薬品、バイオシミラーは必ずしも対応関係にはありません。

2章 高齢者の薬の基礎知識

2章では薬の服用に際して知っておくべき基礎知識を紹介しています。基本的な薬の種類から、高齢者にとって、よくある悩みの解決方法まで。薬を服用するにあたって必要な情報です。

**高齢者の
からだの特徴**

高齢者ならではのからだの特徴によって、服薬にどのような注意が必要なのかを説明。

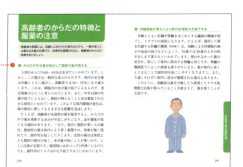

**薬の種類と
使い方**

薬にはどのような種類があり、それぞれにどのような特徴があるのかを説明。

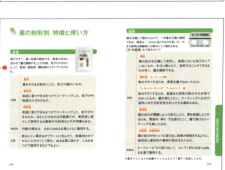

003

服薬中の よくある悩み

薬に関する素朴な疑問を解説。

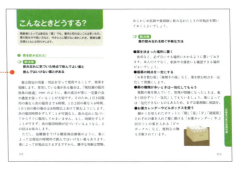

副作用について

服薬時に注意したいのが副作用。一般的に起こりやすい代表的な副作用を紹介。

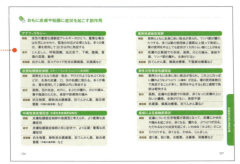

※本書に掲載の薬剤写真は医療関係者向けの資料です。
　本書は医療関係者、患者さま、ご家族等を対象としております。

目次

本書の使い方 ……………………………… 002
50音順 薬の早見表 ……………………… 008
巻頭特集 新型コロナウイルス感染症（COVID-19）最新情報 ……043

1章 高齢者によく処方される薬データ集

循環器

高血圧の薬 ……………………………………… 050
狭心症・心筋梗塞の薬 ………………………… 061
不整脈の薬 ……………………………………… 069
心不全の薬 ……………………………………… 073
脳血管障害（脳卒中）の薬 …………………… 077
閉塞性動脈硬化症の薬 ………………………… 081

内分泌代謝

脂質異常症（高脂血症）の薬 ………………… 084
糖尿病の薬 ……………………………………… 092
高尿酸血症・痛風の薬 ………………………… 106
甲状腺機能異常症の薬 ………………………… 111

腎臓・泌尿器

腎不全の薬 ……………………………………… 114
過活動膀胱の薬 ………………………………… 120
尿路感染症の薬 ………………………………… 122
前立腺肥大症の薬 ……………………………… 126
前立腺癌の薬 …………………………………… 130

005

肝臓・胆のう・膵臓

肝炎の薬..132
胆石・胆のう炎・胆管炎の薬..............138
膵炎の薬..144

消化器

機能性胃腸症・胃食道逆流症の薬......146
胃潰瘍の薬..149
便秘の薬..156
下痢の薬..162

呼吸器

風邪・インフルエンザの薬..................170
肺炎の薬..177
COPDの薬..183
気管支ぜんそくの薬..............................188

精神・神経

うつ病の薬..196
不眠症の薬..203
パーキンソン病の薬..............................207
認知症の薬..214

骨・関節・筋肉

関節リウマチの薬..................................221
変形性関節症の薬..................................226
骨粗しょう症の薬..................................228
脊柱管狭窄症の薬..................................235

皮膚

じんましんの薬......................................239
帯状疱疹の薬..242
白癬・疥癬・そのほかの薬..................245

目

緑内障・白内障の薬.. 253

そのほか

痛みの薬.. 256
てんかんの薬.. 267
めまい・嘔吐の薬.. 271
痔の薬.. 278

病名・症状のキーワード解説.. 282

2章 高齢者の薬の基礎知識

高齢者のからだの特徴と服薬の注意............................. 290
薬の種類と正しい使い方を知っていますか 296
薬を飲む時点と回数.. 308
こんなときどうする？.. 312
こんな副作用が出たら要注意.. 332

薬剤名50音順さくいん 348

●監修協力
順天堂大学医学部附属順天堂東京江東高齢者医療センター
高齢者総合診療科医師 ..... 高橋美妃
薬剤科薬剤師 ..... 宗村盛

執筆協力 ..... 石森康子、兼子梨花、難波洋子、樋川淳代、山脇善、吉澤道子
装幀 ..... 菅谷真理子（マルサンカク）
本文デザイン ..... 松田行正＋町田久美子
表紙イラスト ..... 北野有
本文イラスト ..... なかがわみさこ
DTP ..... 株式会社インコムジャパン
編集制作 ..... 株式会社KANADEL

50音順 薬の早見表

現在医療の現場で処方される薬のなかから、とくによく使われている**錠剤**と**カプセル**の薬を写真で取り上げました。色、形から飲んでいる薬がすぐにわかります（★印はジェネリック医薬品）。

あ行 の錠剤・カプセル薬

高血圧、心不全
アーチスト
→ **56**ページ

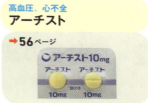

狭心症・心筋梗塞
アイトロール
→ **62**ページ

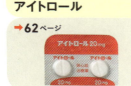

パーキンソン病
アキネトン
→ **212**ページ

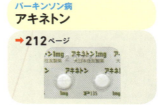

糖尿病
アクトス
→ **98**ページ

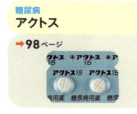

下痢
アサコール
→ **166**ページ

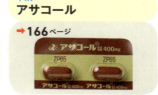

骨粗しょう症
アクトネル
→ **229**ページ

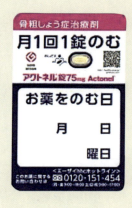

尿路感染症、肺炎
アクロマイシン
→ **124・182**ページ

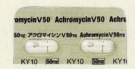

関節リウマチ
アザルフィジンEN
→ **225**ページ

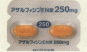

帯状疱疹
アシクロビル★
→ **243**ページ

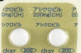

骨粗しょう症
アスパラ-CA
→ **231**ページ

風邪・インフルエンザ、痛み
アセトアミノフェン★

➡ **171** ・ **263**ページ

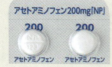

前立腺肥大症
アボルブ

➡ **128**ページ

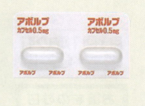

糖尿病
アマリール

➡ **94**ページ

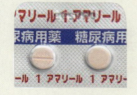

パーキンソン病
アマンタジン塩酸塩★

➡ **213**ページ

不整脈
アミオダロン塩酸塩★

➡ **71**ページ

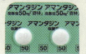

便秘
アミティーザ

➡ **160**ページ

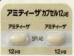

高血圧
アムロジピン★

➡ **51**ページ

高血圧
アムロジン

➡ **51**ページ

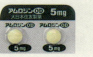

認知症
アリセプト

➡ **216**ページ

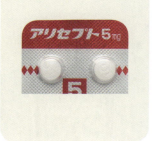

肺炎
アモキシシリン★

➡ **178**ページ

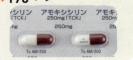

骨粗しょう症
アルファカルシドール★

➡ **233**ページ

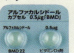

じんましん
アレグラ錠

➡ **241**ページ

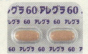

011

気管支ぜんそく
アレジオン

➡ **195**ページ

てんかん
アレビアチン

➡ **269**ページ

不整脈
アンカロン

➡ **71**ページ

肝炎
EPL ★

➡ **136**ページ

前立腺癌
イクスタンジ

➡ **131**ページ

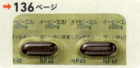

閉塞性動脈硬化症、脂質異常症（高脂血症）
イコサペント酸エチル ★

➡ **82・90**ページ

狭心症・心筋梗塞
一硝酸イソソルビド ★

➡ **62**ページ

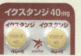

012

白癬・疥癬・そのほか
イトラコナゾール★

→ 246 ページ

白癬・疥癬・そのほか
イトリゾール

→ 246 ページ

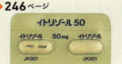

過活動膀胱
イミダフェナシン★

→ 121 ページ

めまい・嘔吐
イメンド

→ 276 ページ

高血圧、心不全
イミダプリル塩酸塩★

→ 52 ページ

下痢
イリボー

→ 167・168 ページ

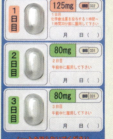

013

胆石・胆のう炎・胆管炎
ウルソ

➡ **139**ページ

胆石・胆のう炎・胆管炎
ウルソデオキシコール酸★

➡ **139**ページ

高血圧
エカード

➡ **58**ページ

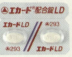

脂質異常症（高脂血症）
エゼチミブ★

➡ **87**ページ

認知症
エチゾラム★

➡ **220**ページ

高血圧
エックスフォージ

➡ **59**ページ

糖尿病
エパルレスタット★

➡ **102**ページ

骨粗しょう症
エビスタ

➡ **230**ページ

気管支ぜんそく
エピナスチン塩酸塩★

➡ **195**ページ

パーキンソン病
エフピー

➡ **211**ページ

肝炎
エンテカビル★

➡ **134**ページ

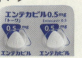

肺炎
オーグメンチン

➡ **178**ページ

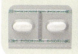

胃潰瘍
オメプラゾール★

➡ **150**ページ

閉塞性動脈硬化症、脊柱管狭窄症
オパルモン

➡ **83・238**ページ

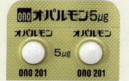

ア

か行
の錠剤・カプセル薬

胃潰瘍
ガスター
→ **151**ページ

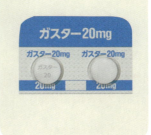

機能性胃腸症・胃食道逆流症
ガナトン
→ **148**ページ

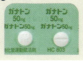

糖尿病
カナリア
→ **104**ページ

てんかん
ガバペン
→ **270**ページ

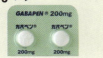

膵炎
カモスタットメシル酸塩★
→ **145**ページ

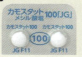

腎不全
カルシトリオール★
→ **116**ページ

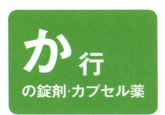

016

高血圧
カルデナリン
➡ **57**ページ

高血圧、心不全
カルベジロール★
➡ **56**ページ

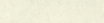

風邪・インフルエンザ
カルボシステイン★
➡ **175**ページ

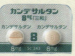

風邪・インフルエンザ、痛み
カロナール
➡ **171**・**263**ページ

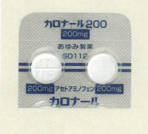

高血圧、心不全
カンデサルタン★
➡ **53**ページ

糖尿病
キネダック
➡ **102**ページ

気管支ぜんそく
キプレス
➡ **194**ページ

カ

便秘
グーフィス

➡ **160**ページ

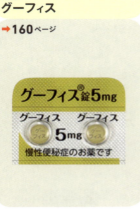

認知症
クエチアピン★

➡ **219**ページ

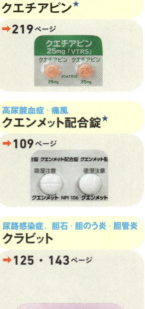

高尿酸血症・痛風
クエンメット配合錠★

➡ **109**ページ

糖尿病
グラクティブ

➡ **99**ページ

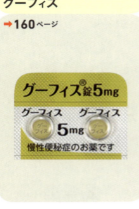

骨粗しょう症
グラケー

➡ **232**ページ

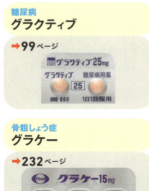

尿路感染症、胆石・胆のう炎・胆管炎
クラビット

➡ **125・143**ページ

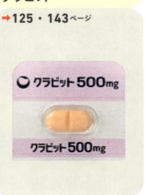

018

肝炎
グリチロン

→ **136**ページ

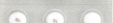

糖尿病
グルファスト

→ **95**ページ

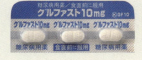

脂質異常症（高脂血症）
クレストール

→ **85**ページ

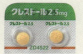

糖尿病
グリメピリド★

→ **94**ページ

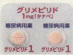

糖尿病
グルベス

→ **105**ページ

前立腺肥大症、前立腺癌
クロルマジノン酢酸エステル★

→ **128・131**ページ

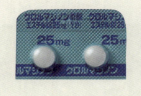

狭心症・心筋梗塞
クロピドグレル★
➡ **64**ページ

胆石・胆のう炎・胆管炎
コスパノン
➡ **140**ページ

脂質異常症（高脂血症）
コレキサミン
➡ **89**ページ

脂質異常症（高脂血症）
コレバイン
➡ **86**ページ

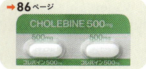

下痢
コロネル
➡ **169**ページ

狭心症・心筋梗塞
コンプラビン
➡ **65**ページ

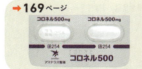

さ行
の錠剤・カプセル薬

脳血管障害（脳卒中）
サアミオン
➡ **80**ページ

高尿酸血症・痛風
ザイロリック

→ **108**ページ

うつ病
ジェイゾロフト

→ **197**ページ

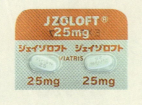

肺炎
ジェニナック

→ **181**ページ

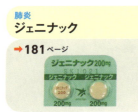

心不全
サムスカ

→ **76**ページ

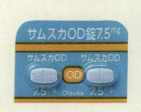

風邪・インフルエンザ、関節リウマチ
ジクロフェナクNa★

→ **172・222**ページ

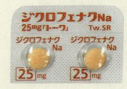

カ

サ

心不全
ジゴキシン★

➡ **74**ページ

心不全
ジゴキシンKY

➡ **74**ページ

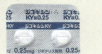

狭心症・心筋梗塞
ジピリダモール★

➡ **63**ページ

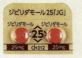

前立腺肥大症
シロドシン★

➡ **127**ページ

パーキンソン病
シンメトレル

➡ **213**ページ

糖尿病
スーグラ

➡ **101**ページ

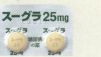

白癬・疥癬・そのほか
ストロメクトール

➡ **249**ページ

高血圧
スピロノラクトン★

➡ **55**ページ

糖尿病
セイブル
→ 96ページ

胆石・胆のう炎・胆管炎、肺炎
セフカペンピボキシル塩酸塩 ★
→ 142・179ページ

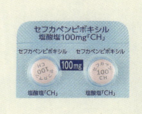

高血圧
セララ
→ 55ページ

パーキンソン病
セレギリン塩酸塩 ★
→ 211ページ

痛み
セレコキシブ ★
→ 262ページ

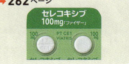

痛み
セレコックス
→ 262ページ

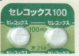

認知症
セロクエル
→ 219ページ

便秘
センノシド★

→ **158**ページ

帯状疱疹
ゾビラックス

→ **243**ページ

風邪・インフルエンザ
ゾフルーザ

→ **176**ページ

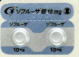

不眠症
ゾルピデム酒石酸塩★

→ **205**ページ

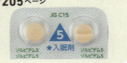

た行
の錠剤・カプセル薬

尿路感染症
ダイフェン★

→ **123**ページ

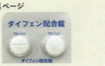

胃潰瘍
タケプロン

→ **150**ページ

狭心症・心筋梗塞
タケルダ

→ **66**ページ

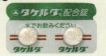

高血圧、心不全
タナトリル

➡ **52**ページ

胃潰瘍
炭カル★

➡ **153**ページ

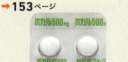

腎不全
炭酸ランタン★

➡ **117**ページ

胆石・胆のう炎・胆管炎
チアトン

➡ **141**ページ

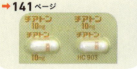

胆石・胆のう炎・胆管炎
チキジウム臭化物★

➡ **141**ページ

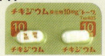

不眠症
デエビゴ

➡ **206**ページ

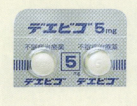

甲状腺機能異常症
チラーヂンS

➡ **112**ページ

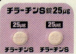

COPD
テオドール

➡ **184**ページ

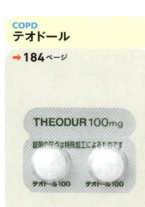

COPD
テオロング★

➡ **184**ページ

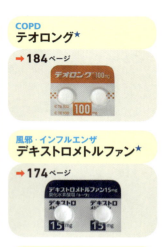

風邪・インフルエンザ
デキストロメトルファン★

➡ **174**ページ

てんかん
デパケン

➡ **268**ページ

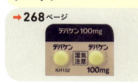

うつ病
デュロキセチン★

➡ **198**ページ

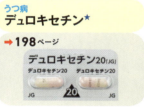

脊柱管狭窄症
テルネリン

➡ **236**ページ

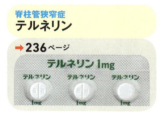

痛み
トアラセット★

➡ **266**ページ

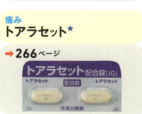

026

高血圧
ドキサゾシン★

➜ **57**ページ

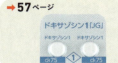

認知症
ドネペジル塩酸塩★

➜ **216**ページ

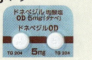

心不全
トラセミド★

➜ **76**ページ

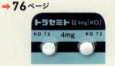

うつ病
トラゾドン塩酸塩★

➜ **202**ページ

めまい・嘔吐
トラベルミン

➜ **274**ページ

不眠症
トリアゾラム★

➜ **204**ページ

高血圧、心不全
トリクロルメチアジド★

➜ **54**ページ

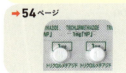

パーキンソン病
トリヘキシフェニジル塩酸塩★

➜ **212**ページ

タ

うつ病
トレドミン

➡ **198** ページ

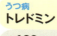

な 行
の錠剤・カプセル薬

めまい・嘔吐
ナゼアOD

➡ **275** ページ

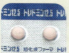

狭心症・心筋梗塞
ニコランジル★

➡ **68** ページ

脳血管障害（脳卒中）
ニセルゴリン★

➡ **80** ページ

パーキンソン病
ネオドパストン

➡ **208** ページ

めまい・嘔吐
ノバミン

➡ **277** ページ

うつ病
ノリトレン

➡ **200** ページ

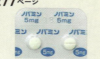

は行 の錠剤・カプセル薬

肝炎
ハーボニー

→ **135**ページ

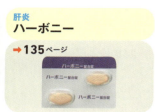

パーキンソン病
パーロデル

→ **210**ページ

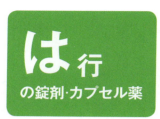

脳血管障害（脳卒中）
バイアスピリン★

→ **79**ページ

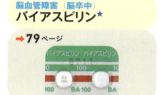

尿路感染症
バクタ

→ **123**ページ

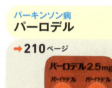

肝炎
バラクルード

→ **134**ページ

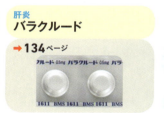

高尿酸血症・痛風
パラミヂン

→ **107**ページ

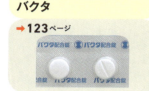

前立腺肥大症
ハルナール

→ **127**ページ

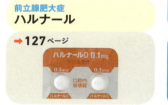

029

てんかん
バルプロ酸ナトリウムSR★

➡ **268**ページ

うつ病
パロキセチン★

➡ **197**ページ

風邪・インフルエンザ
ピーエイ★

➡ **173**ページ

下痢
ビオスリー

➡ **165**ページ

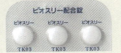

心不全
ピモベンダン★

➡ **75**ページ

認知症
ヒルナミン

➡ **218**ページ

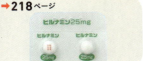

胃潰瘍
ファモチジン★

➡ **151**ページ

じんましん
フェキソフェナジン塩酸塩★

➡ **241**ページ

脂質異常症（高脂血症）
フェノフィブラート★

→ **88**ページ

高尿酸血症・痛風
フェブキソスタット★

→ **108**ページ

下痢
フェロベリン

→ **164**ページ

膵炎
フオイパン

→ **145**ページ

胃潰瘍
ブスコパン錠

→ **152**ページ

胃潰瘍
ブチルスコポラミン臭化物★

→ **152**ページ

狭心症・心筋梗塞、脳血管障害（脳卒中）
プラビックス

→ **64・79**ページ

高血圧、心不全
フルイトラン

→ **54**ページ

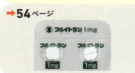

ハ

帯状疱疹、痛み
プレガバリン★

➡ **244・264**ページ

PREGABALIN
OD 25mg [Pfizer]
プレガバリン プレガバリン
VIATRIS
25　OD　25

気管支ぜんそく、関節リウマチ
プレドニン

➡ **192・223**ページ

プレドニン 5mg
プレドニン プレドニン
5mg　5mg

高血圧、心不全
ブロプレス8

➡ **53**ページ

プロプレス8　プロプレス8
297　297
プレス8 プロプレス8 プロ

胆石・胆のう炎・胆管炎、肺炎
フロモックス

➡ **142・179**ページ

フロモックス100mg
フロモックス フロモックス
100mg　100mg

過活動膀胱
ベオーバ

➡ **121**ページ

ベオーバ錠50mg
ベオーバ錠 ベオーバ錠
50mg　50mg

じんましん
ベタセレミン★

➡ **240**ページ

ベタセレミン配合錠
配合錠　配合錠
ベタセレミン ベタセレミン

めまい・嘔吐
ベタヒスチンメシル酸塩★

➡ **273**ページ

ベタヒスチンメシル酸塩
6mg
ベタヒスチン ベタヒスチン
6mg　6mg

不整脈
ベラパミル塩酸塩★

➡ **72**ページ

ベラパミル塩酸塩40[JG]
ベラパミル ベラパミル
40
JG E25　JG E25

狭心症・心筋梗塞
ペルサンチン

➡ **63・68**ページ

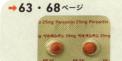

高尿酸血症・痛風
ベンズブロマロン★

➡ **107**ページ

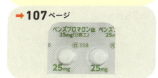

腎不全
ホスレノール

➡ **117**ページ

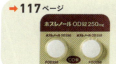

関節リウマチ
ボルタレン

➡ **222**ページ

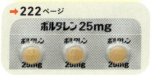

胃潰瘍
ボノサップ

➡ **155**ページ

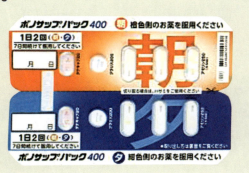

ハ

痛み
ボルタレンSR

→ **258**ページ

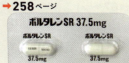

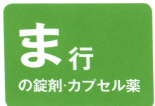

ま 行
の錠剤・カプセル薬

不眠症
マイスリー

→ **205**ページ

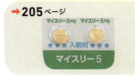

便秘
マグミット★

→ **157**ページ

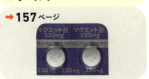

高血圧
ミカトリオ

→ **60**ページ

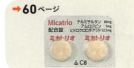

糖尿病
ミグリトール★

→ **96**ページ

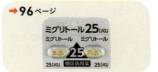

糖尿病
ミチグリニドCa★

→ **95**ページ

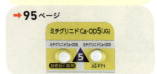

骨粗しょう症
ミノドロン酸★

→ **229**ページ

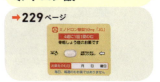

うつ病
ミルタザピン★

→ **199**ページ

胃潰瘍
ミルマグ

→ **153**ページ

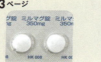

胃潰瘍
ムコスタ

→ **154**ページ

風邪・インフルエンザ
ムコダイン

→ **175**ページ

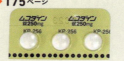

不整脈
メキシチール

→ **70**ページ

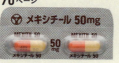

不整脈
メキシレチン塩酸塩★

→ **70**ページ

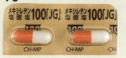

脊柱管狭窄症
メコバラミン★

→ **237**ページ

下痢
メサラジン★

→ **166**ページ

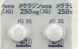

風邪・インフルエンザ
メジコン

➡ **174**ページ

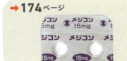

脊柱管狭窄症
メチコバール

➡ **237**ページ

糖尿病
メトアナ

➡ **103**ページ

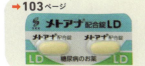

糖尿病
メトグルコ

➡ **97**ページ

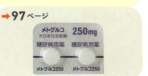

関節リウマチ
メトトレキサート★

➡ **225**ページ

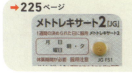

糖尿病
メトホルミン塩酸塩★

➡ **97**ページ

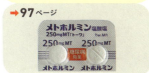

骨粗しょう症
メナテトレノン★

➡ **232**ページ

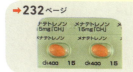

気管支ぜんそく
メプチン

➡ **193**ページ

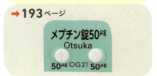

下痢
メペンゾラート★
➡ **167**ページ

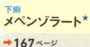
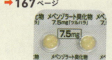

認知症
メマリー
➡ **217**ページ

認知症
メマンチン塩酸塩★
➡ **217**ページ

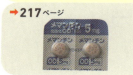

めまい・嘔吐
メリスロン
➡ **273**ページ

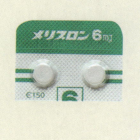

甲状腺機能異常症
メルカゾール
➡ **113**ページ

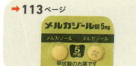

痛み
モービック
➡ **261**ページ

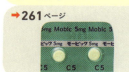

気管支ぜんそく
モンテルカスト★
➡ **194**ページ

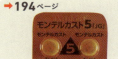

マ

ら行
の錠剤・カプセル薬

てんかん
ラモトリギン★

➡ **270**ページ

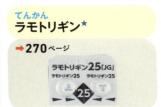

痛み
ランツジール

➡ **259**ページ

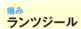

認知症
リーゼ

➡ **220**ページ

脳血管障害（脳卒中）
リクシアナ

➡ **78**ページ

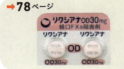

脂質異常症（高脂血症）
リピディル

➡ **88**ページ

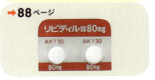

糖尿病
リベルサス（経口薬）

➡ **100**ページ

帯状疱疹、痛み
リリカ

➡ **244・264**ページ

うつ病
ルジオミール

→ **201**ページ

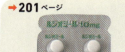

肺炎
ルリッド

→ **180**ページ

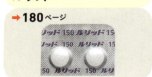

腎不全
レグパラ

→ **119**ページ

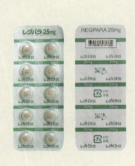

胃潰瘍
レバミピド★

→ **154**ページ

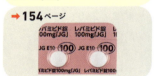

パーキンソン病
レプリントン★

→ **208**ページ

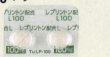

甲状腺機能異常症
レボチロキシンNa★

→ **112**ページ

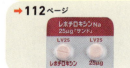

尿路感染症、胆石・胆のう炎・胆管炎
レボフロキサシン★

→ **125・143・181**ページ

不眠症
レンドルミン

➡ **204**ページ

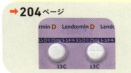

肺炎
ロキシスロマイシン★

➡ **180**ページ

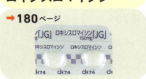

風邪・インフルエンザ、痛み
ロキソニン

➡ **172・260**ページ

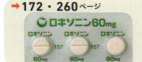

痛み
ロキソプロフェンナトリウム★

➡ **260**ページ

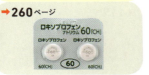

高血圧
ロサルヒド★

➡ **58**ページ

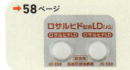

脂質異常症（高脂血症）
ロスバスタチン★

➡ **85**ページ

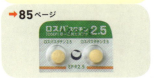

不眠症
ロゼレム

➡ **206**ページ

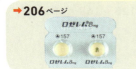

パーキンソン病
ロピニロール★

➡ **210**ページ

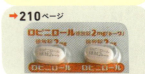

下痢
ロペミン
→ **163**ページ

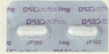

下痢
ロペラミド★
→ **163**ページ

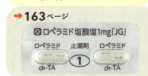

痛み
ロルノキシカム★
→ **261**ページ

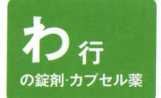

わ 行
の錠剤・カプセル薬

狭心症・心筋梗塞
ワーファリン
→ **67**ページ

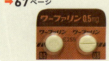

不整脈
ワソラン
→ **72**ページ

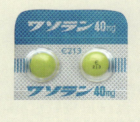

腎不全、骨粗しょう症
ワンアルファ
→ **116・233**ページ

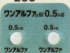

041

● ご協力メーカー

旭化成ファーマ／あすか製薬／アステラス製薬／アッヴィ／あゆみ製薬／アルフレッサファーマ／EAファーマ／ヴィアトリス製薬／エーザイ／エフピー／LTLファーマ／大塚製薬／大原薬品工業／小野薬品工業／キッセイ薬品工業／杏林製薬／協和キリン／共和薬品工業／キョーリンリメディオ／ギリアド・サイエンシズ／グラクソ・スミスクライン／興和／寿製薬／佐藤製薬／サノフィ／参天製薬／サンド／サンファーマ／三和化学研究所／ジェイドルフ製薬／塩野義製薬／住友ファーマ／ゼリア新薬工業／千寿製薬／第一三共エスファ／第一三共／太陽ファルマ／武田テバファーマ／武田テバ薬品／武田薬品工業／辰巳化学／田辺三菱製薬／鶴原製薬／帝國製薬／帝人ファーマ／東和薬品／トーアエイヨー／鳥居薬品／日新製薬／ニプロ／ニプロ ESファーマ／日本イーライリリー／日本ケミファ／日本ジェネリック／日本ベーリンガーインゲルハイム／日本薬品工業／ノバルティス ファーマ／ノボ ノルディスク ファーマ／バイエル薬品／ビオメディクス／富士製薬工業／富士フイルム 富山化学株式会社／ブリストル・マイヤーズ スクイブ／丸石製薬／マルホ／ Medical Parkland ／山善製薬／ヤンセンファーマ／陽進堂

※本書は、小社刊「写真でわかる早引き高齢者の薬ハンドブック」の新装改訂版です。

※本書では、多くの薬のなかから著者が頻用している薬剤を中心に選び、写真を掲載いたしました。写真は、印刷物のため、実物と色が異なる場合があります。また、形や色等は、製薬会社の都合により変更される場合があります（本書の情報は、2023年9月現在のものです）。

巻頭特集

新型コロナウイルス感染症（COVID-19）最新情報

1. コロナウイルスの概要

　コロナウイルスは、ヒトをはじめ家畜や野生動物など多くの動物に感染し、さまざまな疾患を引き起こすことが知られています。人間に感染するのは、おもに風邪の原因となる4種類のコロナウイルス（HCoV-229E、HCoV-OC43、HCoV-NL63、HCoV-HKU1）、さらに2002年から流行した重症急性呼吸器症候群コロナウイルス（SARS-CoV）と2012年から流行した中東呼吸器症候群コロナウイルス（MERS-CoV）が知られています。2019年から世界的に流行している新型コロナウイルス（SARS-CoV-2）は、人間に感染する7番目のコロナウイルスとなります。

　新型コロナウイルス感染症（COVID-19）については、2023年1月までの知見をまとめた「新型コロナウイルス感染症（COVID-19）診療の手引き第9.0版」が示されています。さらに、これまでは2類相当の感染症として取り扱われていましたが、2023年5月8日からは5類感染症（インフルエンザと同様の感染症）となり、当該手引きも改定が進められています。また、厚生労働省や国立感染症研究所のホームページには、新しい情報が掲載されています。

＊COVID-19による症状は、流行当初の発症時症状は、発熱（52％）、呼吸器症状（29％）、倦怠感（14％）、頭痛（8％）、消化器症状（6％）、鼻汁（4％）、味覚異常（3％）、嗅覚異常（3％）、関節痛（3％）、筋肉痛（1％）の順で認められました。インフルエンザや普通感冒と比較して、鼻汁・鼻閉は少なく、嗅覚・味覚障害の多いことがCOVID-19の特徴と考えられてきました。しかし、現在流行しているオミクロン株の感染では、ウイルスが上気道で増殖しやすい特性に伴い、鼻汁・鼻閉、咽頭痛などの感冒様症状の頻度が増加しています。さらに急性喉頭炎から喉頭蓋炎、小児ではクループ症候群を呈した患者の報告も増加しています。また、嗅覚・味覚障害の頻度が減少したと報告されています。なお、オミクロン株の亜系統や組換え体による臨床像の違いについては一致した見解は得られていません。

　新型コロナウイルス感染症対策アドバイザリーボード（令和4年12月21日）の報告によると、80歳以上での重症化率は2021年10.21％であったのが2022年1.86％、致死率は2021年7.92％であったのが2022年1.69％と低下し、季節性インフルエンザとほぼ同程度となっています。ウイルスの特性の変化、ワクチンによる免疫の獲得、治療法の進歩などが関与していると考えられます。

＊重症化リスク因子としては、つぎのような項目があげられています。
　・65歳以上の高齢者　・高血圧症　・固形臓器移植後の免疫不全
　・悪性腫瘍　・脂質異常症　・妊娠後半期
　・慢性呼吸器疾患（COPDなど）　・心血管疾患
　・免疫抑制や調節薬の使用　・脳血管疾患　・HIV感染症
　・慢性腎臓病　・肥満（BMI30以上）

＊COVID-19罹患後3または6か月経過後にも認められた後遺症としては、倦怠感、息苦しさ、嗅覚障害、咳、味覚障害、思考力低下、脱毛などがあります。

2. 新型コロナウイルス感染症（COVID-19）の治療薬

　2023年5月現在、新型コロナウイルス感染症の治療薬が開発され広く使用されるようになっています。また、効果について検討されている薬剤もあります。これらの薬剤の使用については、診療の手引きにしたがい使用することとされています。

●国内で承認された治療薬（抗ウイルス薬）

レムデシベル （RNA合成酵素阻害薬：抗エボラウイルス薬）
製品名：ベクルリー点滴静注液

入院患者の回復を早めた臨床結果あり。軽症から中等症の患者に、原則として5日間、1日1回点滴投与

副作用

» 急性腎障害、肝機能障害、アナフィラキシーを含む過敏症

モルヌピラビル （RNA合成酵素阻害薬）
製品名：ラゲブリオカプセル

重症化リスクを軽減した臨床結果あり、軽症から中等症Ⅰの患者に、発症5日目までに、1日2回、5日間経口投与

副作用

» 妊婦には禁忌、小児・授乳婦への安全性は確認されていない

ニルマトレルビル／リトナビル （プロテアーゼ阻害剤）
製品名：パキロビッドパック

入院又は死亡のリスクが有意に減少した臨床結果あり、軽症の患者に、発症5日目までに、2剤を同時に1日2回、5日間経口投与

副作用

» 腎機能障害・肝機能障害・特定の薬剤の服用中は禁忌、12歳未満の小児・妊婦・授乳婦への安全性は確認されていない

エンシトレルビル （プロテアーゼ阻害薬）
製品名：ゾコーバ錠

各種症状の期間が有意に短縮された臨床結果あり、しかし重症化抑制効果は確認されていない、軽症の患者に、発症3日目までに、1日1回経口投与

副作用

» 腎機能障害・肝機能障害・特定の薬剤の服用中・妊婦は禁忌、12歳未満の小児・授乳婦への安全性は確認されていない

●国内で承認されている治療薬（中和抗体薬）

カシリビマブ／イムデビマブ
製品名：ロナプリーブ点滴静注液

発症から初期の軽症例でウイルス量の減少や重症化を抑制する効果あり、両薬剤を単回点滴静注

副作用

» アナフィラキシー含む重篤な過敏症、12歳未満の小児への安全性は確認されていない

ソトロビマブ
製品名：ザビュディ点滴静注液

発症から初期の軽症例で重症化を抑制する効果あり、単回点滴静注

副作用

» アナフィラキシー含む重篤な過敏症、12歳未満の小児への安全性は確認されていない

チキサゲビマズ／シルガビマブ
製品名：エバシェルド筋注セット

軽症又は中等症Iで発症から7日以内の投与により重症化を抑制する効果あり、また暴露後の発症抑制効果もあり、両薬剤を筋肉内注射

副作用

» アナフィラキシー含む重篤な過敏症、12歳未満の小児への安全性は確認されていない、ポリエチレングリコールを含むためファイザー社及びモデルナ社製の新型コロナワクチンと交差過敏症のリスクあり

●国内で承認されている治療薬（免疫抑制・調節薬）

デキサメタゾン（副腎皮質ステロイド薬）
製品名：デカドロン錠、レナデックス錠、
デキサメタゾンエリキシル、
オルガドロン注射液、デカドロン注射液、
デキサート注射液

酸素吸入、人工呼吸管理を必要とした重症例の死亡率の減少効果あり

副作用

» 特定の薬剤の投与中は禁忌

バリシチニブ（ヤヌスキナーゼ阻害剤）
製品名：オルミエント錠

酸素吸入、人工呼吸管理を必要とした重症例の回復までの期間の短縮や死亡率の減少効果あり

副作用

» 活動性結核、妊婦、末期腎不全などで禁忌、小児への安全性は確認されていない

トシリズマブ（ヒト化抗ヒトIL-6受容体モノクローナル抗体）
製品名：アクテムラ点滴静注用

酸素投与、人工呼吸器管理、体外式膜型人工肺（ECMO）を導入している場合に副腎皮質ステロイド薬と併用して投与することにより死亡割合が低下する効果あり

副作用

» 活動性結核は禁忌、小児への安全性は確認されていない

●国内で適応追加として検討中の主な薬剤

イベルメクチン（抗寄生虫薬）
製品名：ストロメクトール錠

3. 新型コロナウイルスに対するワクチンの現状

2021年にファイザー社製ワクチン（mRNAワクチン）、モデルナ社製ワクチン（mRNAワクチン）及びアストラゼネカ社・オックスフォード大学製ワクチン（ウィルベクターワクチン）が使用可能となり、高齢者、重症化リスクの高い有傷病者、医療従事者などから投与が開始されました。なお、アストラゼネカ社製ワクチンは、原則40歳以上の第1回目と第2回目のみで使用されています。

現在は、前2者ワクチンと武田社（ノバパックス）製ワクチン（組換えタンパク質ワクチン）を用いて、2023年5月8日から国内で初回接種（1回目・2回目）が完了している方を対象に2023年度春季接種が開始されています。今年度は公費負担での接種であり、秋季にさらなる追加接種が予定されています。なお、ファイザー社製ワクチンとモデルナ社製ワクチンはオミクロン株BA.1とオミクロン株BA.4-5の2価ワクチン、武田社製ワクチンは従来株の1価ワクチンです。

新型コロナのワクチンに関する注意事項

インフルエンザなどのワクチンと同様に、接種に当たっては「予診票」の記載時に必要事項を漏らさないように注意することが必要です。特に現在治療中の病気で服用している薬剤、過去の接種時に生じた副反応などが重要となります。いずれのワクチンも筋肉内注射であり、抗凝固療法を受けている人、血小板減少症または凝固障害のある人は、接種時にその旨を伝える必要があります。

また、体調の良い時を選んで接種すること、接種時に受け取る「説明書」については読んでおくことなどが望まれます。

しかし、ワクチン接種のみでは、100％感染を防ぐことはできません。今までに広報されてきた感染防止対策は必要に応じて心がけることが必要です。

1章

高齢者によく処方される
薬データ集

循環器

高血圧の薬

高血圧は加齢や体質（遺伝）のほか、運動不足や肥満、塩分の摂りすぎ、ストレスなどの生活習慣も大きな要因となっています。無症状で進行して、ある日突然、心筋梗塞や脳卒中などの命にかかわる怖い病気を発症させるため、高血圧は「沈黙の殺人者」ともいわれます。

ポイント1 収縮期血圧（上の血圧）と拡張期血圧（下の血圧）

収縮期血圧とは心臓から血液が押し出されたときの圧力で、血液の量が多いと数値が高くなります。拡張期血圧とは押し出す血液を心臓にためるときの圧力をいい、末梢血管の抵抗が大きいと数値が高くなります。血圧を下げる薬の働きは、大きく分けて「心臓から押し出される血液量を減らす」「末梢血管を拡張させる」の2つです。

ポイント2 高齢者は140/90mmHgを降圧目標にする

治療は、年齢や肥満、糖尿病、脂質異常症、痛風、腎臓病などの合併症の有無を考慮して進められます。高齢者は血圧を下げ過ぎるとめまいやふらつきなどが起こりやすくなるので、降圧目標は140/90mmHg未満を目標にします（若年者は130/85mmHg未満）。糖尿病や腎機能障害があるときは130/80mmHg未満を目標にします。家庭で血圧を測る場合（家庭血圧）には、これよりも5mmHg低い値を目標にします。

カルシウム拮抗薬

代表的な先発薬	そのほかの薬

アムロジン

そのほかの薬

先発薬
アダラートCR
アテレック
カルブロック
ニバジール
バイロテンシン

代表的なジェネリック医薬品

アムロジピン

ジェネリック
アゼルニジピン
セパミット
ニトレンジピン
ニルバジピン
フェロジピン

特徴
» 血管を収縮させる働きをするカルシウムが細胞の外から内へ流れ込むのを防ぎ、末梢血管の抵抗を減らして血圧を下げる
» 冠動脈を含む血管拡張作用がある
» ほかの降圧薬と併用することで、薬の効果を相互に高める

禁忌
» 心原性ショックなど

副作用
» 肝障害、黄疸（P283参照）、動悸、頭痛、ほてり、発疹、全身倦怠感、めまい、ふらつき、吐き気、嘔吐など

注意
» グレープフルーツジュースは薬の効き目を強くするので一緒に飲まない

循環器（高血圧）

アンジオテンシン変換酵素(ACE)阻害薬

代表的な先発薬	そのほかの薬
タナトリル	先発薬: アデカット／カプトリル／セタプリル／レニベース／ロンゲス
代表的なジェネリック医薬品	
イミダプリル塩酸塩	ジェネリック: アラセプリル／エナラプリルM／エナラプリルマレイン酸塩／カプトプリル／ベナゼプリル塩酸塩

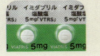

特徴
» 単独または利尿薬、カルシウム拮抗薬と併用する
» 軽症から重症、悪性の高血圧、心不全などに有効
» インスリン感受性の改善や、抗動脈硬化作用、尿タンパク減少、腎保護作用などがあり、糖尿病、心不全、脳循環不全などの合併症があるときの第一選択薬

禁忌
» 高カリウム血症、両側性腎動脈狭窄症
» ［準禁忌］体液量減少、高度のナトリウム欠乏例、片側性腎動脈狭窄症

副作用
» 血管浮腫、ネフローゼ症候群、急性腎不全、高カリウム血症、せき、めまい、頭痛、吐き気など

アンジオテンシンⅡ受容体拮抗薬（ARB）

代表的な先発薬

ブロプレス8

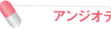

そのほかの薬

先発薬
- アジルバ
- アバプロ
- イルベタン
- オルメテック
- ディオバン
- ニューロタン
- ミカルディス

ジェネリック
- イルベサルタン
- オルメサルタン
- テルミサルタン
- バルサルタン
- ロサルタンK

代表的なジェネリック医薬品

カンデサルタン

特徴

» ACE阻害薬と同等以上の降圧効果があり、しかも空せきの副作用が少ないため、日本での使用が急増している
» 血管を拡張させるため、心臓が血液を送り出しやすくなり、心不全を改善する
» ACE阻害薬と同様に、動脈硬化・糖尿病発症・腎障害などに対する予防効果も証明されつつある
» せき、血管神経浮腫などが少ない

禁忌

» ［治療上やむを得ないと判断される場合を除き、使用は避ける］
高カリウム血症、両側性腎動脈狭窄症、片側性腎動脈狭窄症

副作用

» ［重大］ショック、血管浮腫　　［そのほか］発疹、頭痛、めまい

サイアザイド系・サイアザイド類似およびループ利尿薬

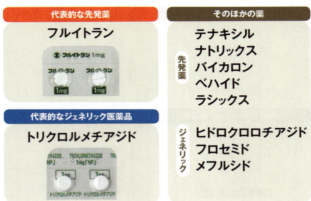

代表的な先発薬	そのほかの薬
フルイトラン	先発薬: テナキシル / ナトリックス / バイカロン / ベハイド / ラシックス
代表的なジェネリック医薬品 トリクロルメチアジド	ジェネリック: ヒドロクロロチアジド / フロセミド / メフルシド

特徴
- ナトリウムとカルシウム両方の再吸収を抑制して血圧を下げる
- 利尿薬の第一選択薬
- 利尿作用は強いが、作用時間が短く、降圧効果も弱い
- 心性浮腫（うっ血性心不全）や、腎性・肝性浮腫にも効果がある

禁忌
- 無尿、高窒素血症、低ナトリウム・低カリウム血症、肝性昏睡、過敏症、血圧低下

副作用
- 低カリウム血症、脱水の頻度が高い、膵炎、発疹など

カリウム保持性利尿薬

代表的な先発薬

セララ

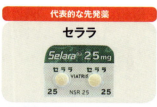

そのほかの薬

先発薬 アルダクトンA
トリテレン
ミネブロ

代表的なジェネリック医薬品

スピロノラクトン

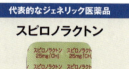

循環器〔高血圧〕

特徴
» カリウムを保持して、低カリウム血症を予防する
» 利尿効果は弱いが、ほかの利尿薬で起こった電解質代謝を改善する

禁忌
» 無尿、急性腎不全、高カリウム血症、タクロリムス（抗リウマチ薬P225参照）との併用

副作用
» 高カリウム血症、低ナトリウム血症、嘔吐など
» スピロノラクトンは女性化乳房

055

αβ遮断薬 (アルファベータ遮断薬)

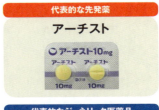

代表的な先発薬
アーチスト

代表的なジェネリック医薬品
カルベジロール

そのほかの薬

先発薬:
- アロチノロール塩酸塩
- カルバン
- トランデート
- ローガン

ジェネリック:
- アロチノロール塩酸塩
- ラベタロール塩酸塩

※アロチノロール塩酸塩には先発薬とジェネリック薬が存在する

特徴
- 心筋の細胞にあるβ受容体に作用して、心拍出量を低下させて血圧を下げる
- αβ遮断薬では、脂質代謝への悪影響が少ない
- とくに虚血性心疾患、頻脈合併の高血圧に使われる
- 少量のβ遮断薬は、心不全の治療薬として処方される場合もある

禁忌
- 気管支ぜんそく、徐脈（P285参照）、Ⅱ度以上の房室ブロック
- ［慎重例］耐糖能異常、閉塞性肺疾患、末梢動脈疾患

副作用
- 心不全、完全房室ブロック、徐脈、頭痛、めまい、倦怠感

α遮断薬

代表的な先発薬
カルデナリン

代表的なジェネリック医薬品
ドキサゾシン

そのほかの薬
先発薬
エブランチル
デタントール
バソメット
レギチーン

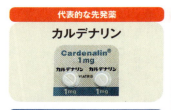

循環器（高血圧）

特徴
- 末梢血管を収縮させるα受容体の作用を遮断して血圧を下げる
- ほかの薬で血圧が下がらなかったときなどに追加して使用される
- とくに前立腺肥大症にともなう排尿障害に適応する
- 総コレステロールや中性脂肪を減少させて、善玉コレステロールを増加させる

禁忌
- 起立性低血圧の人には慎重に使用する

副作用
- 肝障害、意識喪失、めまい、頭痛、眠気、脱力感、動悸、尿漏れなど

ARB・利尿薬配合剤

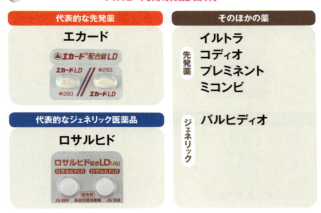

代表的な先発薬 エカード

代表的なジェネリック医薬品 ロサルヒド

そのほかの薬
先発薬: イルトラ、コディオ、プレミネント、ミコンビ
ジェネリック: バルヒディオ

特徴
» 降圧効果と持続性に優れる
» 高血圧治療の第一選択薬とはしない

禁忌
» サイアザイド系・その類似化合物（P054参照）過敏症、重篤な肝障害、急性腎不全など

副作用
» めまい、頭痛、肝障害、血中尿酸値上昇、頻尿など

ARB・カルシウム拮抗薬配合剤

代表的な先発薬

エックスフォージ

そのほかの薬

先発薬:
アイミクス
アテディオ
ザクラス
ミカムロ
ユニシア
レザルタス

ジェネリック:
イルアミクス
カムシア
ジルムロ
テラムロ

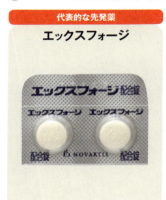

循環器(高血圧)

特徴
» 強力な降圧効果と高い安全性があり、最も頻用される配合錠
» 高血圧治療の第一選択薬とはしない
» めまいやふらつきの症状が出るおそれがあるので、自動車の運転などには注意する

禁忌
» ジヒドロピリジン系薬過敏症など

副作用
» ショック、失神、意識消失、発疹、めまいなど

高血圧症治療薬

代表的な薬	そのほかの薬
ミカトリオ	なし

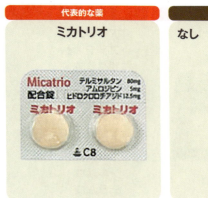

特徴
» 血圧を下げるとともに、細胞内へのカルシウムイオンの流入を減少させて血管平滑筋を弛緩する
» 腎臓でナトリウムや水分の再吸収をおさえて尿の量を増やすことで、血圧を下げる

禁忌
» 肝機能障害者、腎機能障害者

副作用
» 血管浮腫、電解質異常、肝機能障害

注意
» 食後に服用すること

循環器

狭心症・心筋梗塞の薬
きょうしんしょう　しんきんこうそく

心臓に酸素と栄養を運ぶ太い血管（冠動脈）に動脈硬化が起こって血管が狭くなると、心臓が酸欠状態になって強い痛みを感じます。これを狭心症といいます。さらに動脈硬化が進むと、流れてきた血栓で詰まって血流が途絶え、心筋が壊死して心筋梗塞が起こります。

ポイント1 **締めつけられるような痛みが数分間続く「狭心症」**

　狭心症には、階段の昇降や入浴、用便、飲酒、喫煙、感情の変化などで起こる「労作（性）狭心症」と、安静時やごく軽く動いたときにも起こる「安静（時）狭心症」があり、締めつけられるような胸の痛みが数分間続きます。初期の狭心症は発作が軽いため放置されがちですが、進行すると突然死や心筋梗塞などの原因になるので必ず受診しましょう。

ポイント2 **「心筋梗塞」では、激しい痛みが30分以上続く**

　心筋梗塞では、狭心症とは比べものにならない激しい痛みが30分以上続き、冷や汗をともないます。歯や胃の痛みとして感じることもあります。ただ、高齢者や糖尿病患者のなかには、神経が障害されているため「少し息苦しい」としか感じない人もいます。また、吐き気や嘔吐、便意、呼吸困難、ショック、意識障害などの症状が出ることも。突然死の危険もあるので、一刻も早く治療を受けましょう。

硝酸薬

代表的な先発薬
アイトロール

代表的なジェネリック医薬品
一硝酸イソソルビド

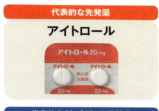

そのほかの薬

先発薬
- ニトロール
- ニトロダームTTS
- バソレーターテープ
- ミリステープ

ジェネリック
- ニトログリセリン
- ニトロペン

特 徴
» 血管を拡げることによって、心臓の負担を軽くする

禁 忌
» 閉塞隅角緑内障、重い低血圧、高度な貧血のある患者、勃起不全治療薬との併用

副作用
» 頭痛、顔面紅潮、めまい、動悸、頻脈（P288参照）、血圧低下など

注 意
» 速効製剤は様子を見て、数回に分けて飲む。3回飲んで効果がなかったら、至急受診する
» 勃起不全治療薬との併用は命にかかわるので絶対にやめる
» 急に服薬をやめると発作が再発するおそれがあるので、必ず医師の指導を守る

抗血小板薬

代表的な先発薬
ペルサンチン

代表的なジェネリック医薬品
ジピリダモール

そのほかの薬
先発薬
ロコルナール

ジェネリック
バイアスピリン
バファリン

循環器〔狭心症・心筋梗塞〕

特徴
» 血液中で血小板の凝集をおさえて、血栓を予防する

禁忌
» 出血患者、高血圧患者には慎重に投与する

副作用
» 脳出血、鼻出血、貧血、肝障害、発熱、頭痛、めまい、悪心・嘔吐、胃痛、胃出血など

注意
» 胃潰瘍になったことのある人は消化管出血に注意する
» 気管支ぜんそくの人は、アスピリンぜんそく（P282参照）に注意する
» 歯科治療を受けるときや、手術や内視鏡検査・治療を受けるときなどは、抗血小板薬を飲んでいることを医師に伝える

抗血小板薬

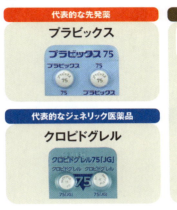

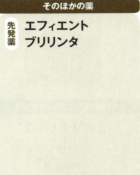

特徴
- » 血小板の活性化による血小板凝集をおさえて血液を固まりにくくし、血栓症の再発を防ぐ
- » 経皮的冠動脈形成術が適用される虚血性心疾患、心筋梗塞、狭心症、陳旧性（急性期を過ぎた）心筋梗塞などに使用される

禁忌
- » 出血している患者、脳血管出血既往、一部抗菌薬との併用、本剤の成分に過敏症のある患者など

副作用
- » 出血、胃・十二指腸潰瘍、肝機能障害、骨髄障害など

注意
- » 空腹時は避ける、ステント留置患者への投与時は該当医療機器の電子添文を必ず参照

抗血小板薬

代表的な薬	そのほかの薬
コンプラビン	なし

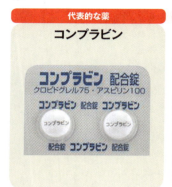

循環器〔狭心症・心筋梗塞〕

特徴
» 血小板の活性化による血小板凝集をおさえて血液を固まりにくくし、血栓症の再発を防ぐ
» 経皮的冠動脈形成術が適用される虚血性心疾患、心筋梗塞、狭心症、陳旧性（急性期を過ぎた）心筋梗塞などに使用される

禁忌
» 出血している患者、成分に過敏症のある患者など

副作用
» 出血、胃・十二指腸潰瘍、肝機能障害、黄疸、TTP、間質性肺炎など

注意
» 重大な副作用に注意するため、投与開始後2カ月間は、2週間に1回程度の血液検査の実施を考慮する、高血圧の患者には慎重に投与するなど

抗血小板薬

代表的な薬	そのほかの薬
タケルダ	先発薬 キャブピリン

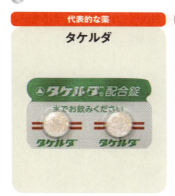

特徴
- 狭心症、心筋梗塞、脳梗塞などに使用されるアスピリンと、胃・十二指腸潰瘍などの治療薬に使用されるプロトンポンプ阻害薬の合剤。胃・十二指腸潰瘍の既往のある場合に再発予防効果あり
- 2つの薬をそれぞれ服用する必要がなく利便性が高い

禁忌
- アスピリン過敏症、消化性潰瘍、出血傾向、アスピリンぜんそく（P282参照）

副作用
- 出血、鼻出血、消化管出血、汎血球減少、ぜんそく発作、肝障害、腎障害など

注意
- 血液凝固阻止薬との併用

経口抗凝固薬

代表的な先発薬	そのほかの薬
ワーファリン	先発薬 ワルファリンK

特徴

» 血液の凝固を防いで血栓の形成を予防する

禁忌

» 出血、出血性素因、重い肝障害、腎障害、手術や外傷後、骨粗しょう症治療用のビタミンK投与中

副作用

» 出血、皮膚壊死、肝障害、黄疸（P283参照）、胃腸の不快感など

注意

» 初回投与は少量にし、手術の際は3〜5日前から中止する

循環器（狭心症・心筋梗塞）

そのほか

代表的な先発薬
ペルサンチン

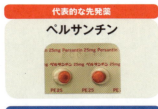

代表的なジェネリック医薬品
ニコランジル

そのほかの薬

先発薬
- コメリアン
- シグマート
- バスタレルF
- ロコルナール

ジェネリック
- ジピリダモール
- ジラゼプ塩酸塩
- トラピジル

特徴
» 血管を拡張させる作用がある
» ほかの抗狭心症薬と併用して使う
» 難治性の冠攣縮性狭心症や虚血時の心筋保護薬として使う

禁忌
» 重い肝・腎・脳機能障害、重い低血圧、心原性ショック

副作用
» 肝障害、黄疸（P283参照）、頭痛、動悸、顔面紅潮、めまいなど

循環器

不整脈の薬

心臓が全身に血液を送り出すときの一定のリズム（拍動）が乱れ、速くなったり遅くなったりすることを「不整脈」といいます。ほとんどは治療の必要はありませんが、なかには命にかかわる重大なものもあります。

ポイント1 危険な不整脈に注意

不整脈には大きく次の3種類があります。

●期外収縮

脈拍がとぎれたり1拍飛んだりします。自覚症状がほとんどなく、疲労やストレス、過度の飲酒・喫煙などの原因による、多くは治療の必要のない不整脈です。

●徐脈性不整脈

拍動のリズムが遅くなったり、一時的に止まったりする不整脈で、心臓から送り出される血液量が減るために、だるさ、息切れ、めまい、失神などが起こります。血管の動脈硬化や狭心症・心筋梗塞などが原因になっていることが多く、高齢者によく見られます。

●頻脈性不整脈

拍動のリズムが非常に速くなるために、血液が心臓の中でよどんで血栓をつくり、それが脳の血管で詰まって脳梗塞を起こす「心房細動」や、心停止や突然死を起こす「心室細動」など、命にかかわる危険な不整脈もあります。

循環器〔不整脈〕

ナトリウムチャネル遮断薬

代表的な先発薬

メキシチール

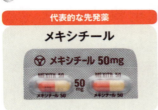

代表的なジェネリック医薬品

メキシレチン塩酸塩

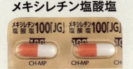

そのほかの薬

先発薬
- アスペノン
- アミサリン
- サンリズム
- シベノール
- タンボコール
- リスモダン

ジェネリック
- アプリンジン塩酸塩
- ジソピラミド
- シベンゾリンコハク酸
- ピルシカイニド塩酸塩

特徴
» 心筋の細胞の興奮をおさえて、心房や心室の興奮伝達速度を遅らせ、脈拍を整える

禁忌
» 高度の徐脈（P285参照）、透析中、うっ血性心不全、緑内障、重症筋無力症、重い刺激伝導障害

副作用
» 心室細動、心室頻拍、失神、肝障害、悪心、嘔吐、下痢、めまい、頭痛など

注意
» 抗菌薬と一緒に飲まない

β遮断薬

代表的な先発薬	そのほかの薬
アンカロン錠	**先発薬** ソタコール

代表的なジェネリック医薬品

アミオダロン塩酸塩

特徴
» 難治性の不整脈や、心機能が低下した患者に用いられる

禁忌
» 心原性ショック、うっ血性心不全、重い腎障害、高度の徐脈、気管支ぜんそく

副作用
» 肝障害、間質性肺炎、肺線維症、甲状腺機能障害、不整脈の悪化、徐脈（P285参照）、心不全、血圧低下など

注意
» 経口血糖降下薬との併用

カルシウムチャネル遮断薬

代表的な先発薬
ワソラン

代表的なジェネリック医薬品
ベラパミル塩酸塩

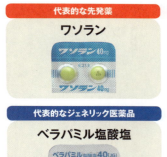

そのほかの薬
先発薬 ベプリコール

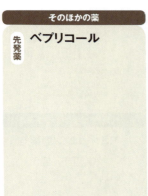

特徴
» 頻脈性の不整脈に用いられる
» 標準的な慢性心不全の治療を受けている患者に限られる

禁忌
» アンジオテンシン変換酵素阻害薬投与中、血管浮腫、重篤な肝障害

副作用
» 心不全、低血圧、徐脈（P285参照）、皮膚障害など

注意
» 脈拍数、血圧の低下

循環器

心不全の薬

※心不全の治療薬には、ここで紹介するもののほか、高血圧の治療にも使用される**アンジオテンシン変換酵素（ACE）阻害薬**（p052参照）、**アンジオテンシンⅡ受容体拮抗薬（ARB）**（p053参照）、**αβ遮断薬**（p056参照）、**ループ利尿薬**（p054参照）もある。

心臓のポンプ機能が弱ってくると、血液を全身に送ったり、心臓に取り込んだりする力が落ちてきます。これを心不全といいます。心不全では頻脈、全身のむくみ（浮腫）、肝臓・脾臓の腫大、腎機能の低下、呼吸困難、チアノーゼ（唇や手足が紫になる）などが起こります。

ポイント1 心不全はこうやって起こる

心不全は、心筋梗塞によって心臓が壊死したり、高血圧や心筋症などによって心筋が厚く（薄く）なったりすることによって起こります。その背景には高血圧や糖尿病、脂質異常症、心筋症などがあることが多く、とくに発症した人の約7割に高血圧の合併症が見られます。肺や腎臓の機能が低下しても起こりやすくなります。

ポイント2 「軽い息切れ」を見過ごさない

心不全の初期は、動いたときに軽い息切れがする程度です。これを「潜在性心不全」といい、放っておくと徐々に進行し、就寝中にせきが出たり、疲れやすくなったり、顔や足がむくみやすくなったりします。さらに進むと、急激に心機能が低下して「急性心不全」を引き起こすことも。急性心不全は再発しやすく、再発のたびに心機能が落ちてしまうため、潜在性心不全の段階で治療を始めましょう。

循環器（心不全）

ジギタリス製剤

代表的な先発薬
ジゴキシンKY

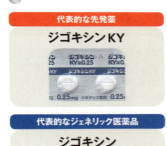

代表的なジェネリック医薬品
ジゴキシン

そのほかの薬
先発薬
ジギラノゲン
ジゴシン
ハーフジゴキシンKY
ラニラピッド

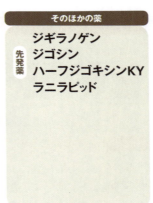

※ジゴキシンは、診療報酬上は先発品・ジェネリック品の概念のない品目

特徴
» 心臓の働きを強くする
» 利尿作用や、交感神経の働きを抑制する作用もある

禁忌
» 洞房ブロック、房室ブロック

副作用
» 不整脈、嘔吐、下痢、頭痛、めまい、むくみ、悪心、視覚異常、食欲不振など

注意
» 低カリウム血症、高カルシウム血症はジギタリス中毒（P285参照）を起こしやすい

フォスフォジエステラーゼ(PDE)Ⅲ阻害薬

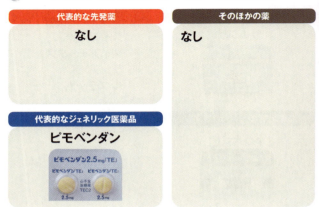

循環器(心不全)

特徴
- » 心臓の働きを強くする
- » ほかの薬剤で効果が不十分な急性心不全や慢性心不全に用いられる

副作用
- » 心室細動、心室頻拍、心房細動、腎障害、肝障害、血圧低下、ほてり、頭痛など

注意
- » 肥大型閉塞性心筋症の患者は医師とよく相談のうえ服用

利尿剤

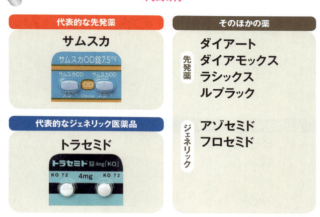

代表的な先発薬
サムスカ

代表的なジェネリック医薬品
トラセミド

そのほかの薬

先発薬
ダイアート
ダイアモックス
ラシックス
ルプラック

ジェネリック
アゾセミド
フロセミド

特徴
» 尿量を増やして体内の余分な水分を減らす
» 心臓のうっ血や、肺、手足などのむくみを改善して、心不全を治療する
» サムスカでは、高ナトリウム血症に注意が必要

禁忌
» 無尿、肝性昏睡、低血圧、過敏症など

副作用
» ［重大］電解質異常、無顆粒球症、腎機能障害など
» ［そのほか］尿酸上昇、口渇、頭痛、便秘、血圧低下など

循環器

脳血管障害（脳卒中）の薬

脳卒中は「脳梗塞」「脳出血」「くも膜下出血」の3つに分けられます。約7割は脳梗塞で、動脈硬化によって脳の血管が狭くなった場所に血栓が流れてきて血管をふさぐことで起こります。脳出血は脳の血管の弱くなった場所に高い血圧がかかって破れることで起こります。

ポイント1 寝たきりの原因の約4割を占める脳梗塞

脳梗塞は一命をとりとめても、まひや失語症、脳血管性認知症などの障害が残ることが多く、寝たきりの原因の約4割を占めるといわれます。脳梗塞には、脳動脈の動脈硬化が原因で起こる「アテローム血栓性脳梗塞」「ラクナ梗塞」と、心房細動によって心臓でつくられた血栓が脳の血管に詰まる「心原性脳塞栓症」とがあります。

ポイント2 脳卒中は急性期と慢性期に分かれる

脳卒中には、命の危険が大きい「急性期」と、症状が落ち着いた「慢性期」とがあります。急性期の治療は、脳の損傷やまひなどの神経症状の進行をおさえることが中心です。慢性期には、血栓の形成を予防し、頭痛・めまいなどの自覚症状を改善する薬物療法を行います。脳卒中のほとんどは高血圧、糖尿病、脂質異常症などの生活習慣病が背景にあるので、食事・薬物療法を続けることが大切です。

経口FXa および阻害薬

代表的な薬	そのほかの薬
リクシアナ	先発薬 イグザレルト / エリキュース / プラザキサ

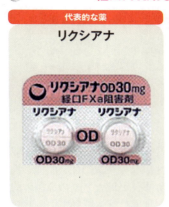

特徴
- 活性化血液凝固第Ⅹ因子（FXa）と競合して血液が固まるのを抑制する
- 心房細動における心房内血栓の発生を抑制することで、脳卒中や全身の血栓症や静脈血栓塞栓症の発症や再発をおさえるために使用される

禁忌
- 出血、急性細菌性心内膜炎、高度腎機能障害など

副作用
- 出血、肝機能障害、腎機能障害など

注意
- 抗血小板薬との併用

抗血小板薬

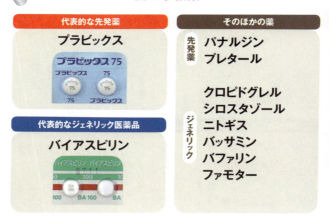

代表的な先発薬
プラビックス

代表的なジェネリック医薬品
バイアスピリン

そのほかの薬

先発薬
パナルジン
プレタール

ジェネリック
クロピドグレル
シロスタゾール
ニトギス
バッサミン
バファリン
ファモター

循環器（脳血管障害〈脳卒中〉）

特徴
» 血小板の活性化による血小板凝集をおさえて血液を固まりにくくし、血栓症の再発を防ぐ

禁忌
» 出血患者（プラビックス、バイアスピリン）、高血圧の患者（プラビックス）

副作用
» 出血、鼻出血、肝障害、発熱、頭痛、めまい、嘔吐など

注意
» あざや出血、胃腸障害などに注意する
» 便が黒っぽくなったとき、顔色が青白いときなどは、消化管などからの出血が疑われるので、すぐに受診する
» 脳出血が疑われるときは、緊急に受診する

脳循環・代謝改善薬

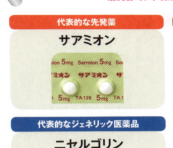

代表的な先発薬
サアミオン

代表的なジェネリック医薬品
ニセルゴリン

そのほかの薬

先発薬:
- アデホスコーワ
- ATP
- ガンマロン
- ケタス
- シンメトレル
- セロクラール

ジェネリック:
- イフェンプロジル酒石酸塩

特徴
- » 自発性低下、情緒障害などの改善に有効（サアミオン）
- » 脳血管障害の慢性期の意欲・自発性低下に有効（シンメトレル）
- » 頭痛、めまいなどの自覚症状の改善に有効（セロクラール）

禁忌
- » 脳出血後の出血が続いているおそれがある人

副作用
- » 頭痛、めまい、食欲不振、悪心、嘔吐、肝障害、不眠など

注意
- » 通常、飲み始めて2週間くらいで効果が出始め、4〜8週間で効果が明らかになる

循環器

閉塞性動脈硬化症の薬
（へいそくせいどうみゃくこうかしょう）

循環器[閉塞性動脈硬化症]

高血圧や脂質異常症、糖尿病などによって動脈硬化が進み、手足に十分な血液が流れなくなって起こります。足の冷感・しびれから始まり、徐々に進行して皮膚の潰瘍や壊死などが起こることもあります。食生活の欧米化や高齢化などによって、近年増加した病気です。

ポイント1 閉塞性動脈硬化症には4つの段階がある

閉塞性動脈硬化症は、次のように進行していきます。

Ⅰ…無症状または、足に冷感やしびれを感じる

Ⅱ…歩くと足が痛くなり、長く歩けなくなる（間欠性跛行）

Ⅲ…安静にしているときにも足が痛くなる（安静時痛）

Ⅳ…足の指やかかとに潰瘍ができたり黒く壊死したりする

症状が軽いうちなら薬物治療やカテーテルで血管を拡げる治療も可能です。進行すると外科的手術が必要になり、最悪の場合、手足の切断が必要になることもあります。

ポイント2 早期発見、早期治療が決め手

早期に発見して治療に結びつければ改善しやすい病気です。高齢者や、高血圧・糖尿病・脂質異常症などの生活習慣病のある人で、足をさわると冷たい、足のしびれや痛みを訴える、足の色が悪いなどの症状があるときは、血管外科、心臓血管外科、循環器内科などを受診してください。

抗血小板薬

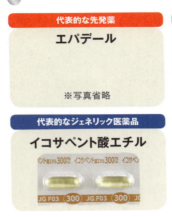

代表的な先発薬
エパデール
※写真省略

代表的なジェネリック医薬品
イコサペント酸エチル

そのほかの薬

先発薬:
- アンプラーグ
- エパデールS
- ケアロードLA
- ドルナー
- プロサイリン
- ベラサスLA

ジェネリック:
- サルポグレラート塩酸塩
- ベラプロストNa

特徴
» 閉塞性動脈硬化症を含む動脈硬化性疾患の心血管疾患発症や死亡をおさえたとの報告がある

禁忌
» 脳出血・消化管出血などの急性期、手術前、出血傾向、消化性潰瘍

副作用
» 脳出血、消化管出血、鼻出血、皮下出血など

末梢血管拡張薬

代表的な先発薬

オパルモン

ono オパルモン5μg
オパルモン　オパルモン
5μg
ono 201　ono 201

代表的なジェネリック医薬品

リマプロストアルファデクス

※写真省略

そのほかの薬

先発薬
カルナクリン
ズファジラン
ヘプロニカート

ジェネリック
カリジノゲナーゼ

右縦書き：循環器［閉塞性動脈硬化症］

特徴

» 末梢の血管を拡げて血液の流れを改善する。血小板の凝集をおさえて血栓の形成を予防する作用もある
» 心機能、血圧、呼吸への影響が少なく長期間使われることが多い

禁忌

» 血小板抑制作用のあるものは出血傾向が見られるので、脳出血や消化管出血などの急性期には禁忌

副作用

» 頭痛、顔面紅潮
» 末梢血管拡張薬のほとんどは副作用が少なく、軽症の場合には長期投与もできる

内分泌代謝

脂質異常症（高脂血症）の薬

「高LDLコレステロール血症」「高中性脂肪血症」「低HDLコレステロール血症」を総称して、脂質異常症（高脂血症）といいます。脂質異常症が続くと動脈硬化が進みやすく、心筋梗塞や脳梗塞の原因になります。食事療法と運動療法で改善しなければ薬物療法を行います。

ポイント1 血中のコレステロールが多いと心筋梗塞や脳梗塞の危険が

　血中にコレステロールが多くなると、心臓の冠動脈や脳の動脈、腹部の大動脈などの太い血管に入り込んで粥腫（アテローム）をつくり、狭心症や心筋梗塞、脳梗塞などの原因になります。また、脂質異常はメタボリックシンドロームの診断基準のひとつでもあるため、食生活や運動不足などの生活習慣を見直し、肥満を防ぐことも大切です。

ポイント2 中性脂肪が多くなると超悪玉コレステロールが増える

　中性脂肪が多くなると、動脈の壁にたまったLDLコレステロールを掃除するHDLコレステロールが減ったり、動脈硬化を最も起こしやすい超悪玉コレステロール（スモールデンスLDL）が増えたりして、動脈硬化が進みやすくなります。これまでの多くの調査で、食事療法や薬物療法によって、LDLコレステロールを低下させることで動脈疾患の発症リスクが減らせることが明らかになっています。

スタチン（HMG-CoA還元酵素阻害薬）

代表的な先発薬
クレストール
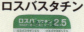

代表的なジェネリック医薬品
ロスバスタチン
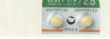

そのほかの薬

先発薬
- メバロチン
- リバロ
- リピトール
- リポバス
- ローコール

ジェネリック
- アトルバスタチン
- シンバスタチン
- ピタバスタチンCa
- プラバスタチンNa

特徴
» 肝臓でコレステロールを合成するHMG-CoA還元酵素の働きを阻害して、肝臓内のコレステロールを減らすことによって、血液中のコレステロールを減らす
» LDL受容体の働きをよくして、血中のLDLコレステロールを減らす
» LDLコレステロールの低下作用が強く、高コレステロール血症の治療の第一選択薬とされる

禁忌
» 急性・慢性肝炎の急性増悪、肝硬変、肝がん、黄疸（P283参照）、妊婦

副作用
» ［重大］横紋筋融解症（おうもんきんゆうかいしょう）（P283参照）、肝炎、肝障害、黄疸、間質性肺炎など
» ［そのほか］筋肉痛、皮膚のかゆみ、発疹、じんましん、腹痛、便秘、吐き気、無力感、頭痛、めまいなど

内分泌代謝（脂質異常症〈高脂血症〉）

レジン（陰イオン交換樹脂）

代表的な薬
コレバイン

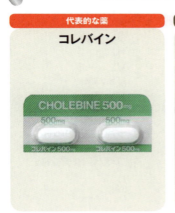

そのほかの薬
クエストラン 先発薬

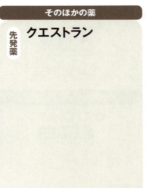

特徴
» 陰イオン交換樹脂は、胆汁酸の吸着剤
» 腸管の中で胆汁酸を吸着して排泄させることによって、胆汁酸が再吸収されてLDLコレステロールがつくられるのをおさえて、血中のLDLコレステロール値を下げる

禁忌
» 完全胆道閉塞、腸閉塞

副作用
» ［重大］腸閉塞、横紋筋融解症（P283参照）
» ［そのほか］便秘、腹部膨満、腹痛、嘔吐、消化不良、下痢、かゆみ、動悸、不整脈、頭痛、倦怠感

小腸コレステロールトランスポーター阻害薬

代表的な薬

ゼチーア

※写真省略

そのほかの薬

なし

代表的なジェネリック医薬品

エゼチミブ

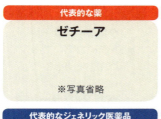

内分泌代謝〔脂質異常症（高脂血症）〕

特徴
- » 小腸でのコレステロールの吸収を選択的に阻害する
- » 高コレステロール血症、家族性高コレステロール血症によく使われる

禁忌
- » 重い肝臓病のある人は慎重に用いる

副作用
- » ［重大］過敏症、横紋筋融解症（P283参照）
- » ［そのほか］便秘、下痢、腹痛、腹部膨満、悪心、嘔吐、発疹

注意
- » じんましん、全身の発赤などの重い過敏症の症状に気づいたら、すぐに医師に連絡する

フィブラート系薬

代表的な先発薬
リピディル

代表的なジェネリック医薬品
フェノフィブラート

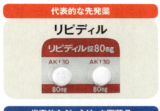

そのほかの薬

先発薬
クロフィブラート
トライコア
ベザトールSR

ジェネリック
ベザフィブラートSR

特徴
» 肝臓で中性脂肪をつくる脂肪酸の合成をおさえる
» HDLコレステロールをつくるアポタンパクの合成を促進する
» 高中性脂肪血症の第一選択薬
» 家族性を含む高脂血症の治療によく使われる

禁忌
» 腎障害、肝障害、胆のう疾患など

副作用
» ［重大］横紋筋融解症（P283参照）、肝障害など
» ［そのほか］筋肉痛、消化器症状、発疹、かゆみなど

ニコチン酸系薬

代表的な薬
コレキサミン

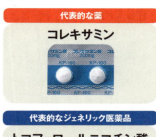

代表的なジェネリック医薬品
トコフェロールニコチン酸

※写真省略

そのほかの薬
ユベラN (先発薬)

内分泌代謝（脂質異常症（高脂血症））

特徴
» 高中性脂肪血症の第二選択薬
» 肝臓でのVLDLの合成をおさえて、中性脂肪値を低下させる
» アポタンパクの合成を促進して、HDLコレステロールを増加させる

禁忌
» 重症の低血圧症、出血

副作用
» 顔面紅潮、熱感、発疹、かゆみ、食欲不振、悪心、嘔吐、下痢、便秘など

多価不飽和脂肪酸

代表的な先発薬
エパデール
※写真省略

代表的なジェネリック医薬品
イコサペント酸エチル

そのほかの薬	
先発薬	エパデールS エパデールEM ロトリガ
ジェネリック	オメガ-3脂肪酸

特 徴

» 高純度のEPA（魚の油に多い脂肪酸）を原料にした日本独自の薬剤
» コレステロールや中性脂肪を減らす働きがあり、高中性脂肪血症の第二選択薬とされる
» 血小板の凝集をおさえたり、動脈硬化を予防したりする

禁 忌

» 出血患者

副作用

» 出血傾向（P285参照）、発疹、かゆみ、貧血、悪心、腹部の不快感、下痢、腹痛、胸やけ、肝障害など

スタチン・小腸コレステロールトランスポーター阻害剤

代表的な先発薬
ロスーゼット

※写真省略

そのほかの薬
先発薬 アトーゼット
リバゼブ

内分泌代謝〔脂質異常症（高脂血症）〕

特徴
» 高コレステロール血症、家族性高コレステロール血症に用いる

禁忌
» 重篤な肝障害、シクロスポリン（免疫抑制剤）投与中など

副作用
» 肝障害、横紋筋融解症（P283参照）、間質性肺炎、多形紅斑など

注意
» 単剤からの変更時の肝障害

内分泌代謝

糖尿病の薬

血液中のブドウ糖（血糖）が過剰に増えた状態が続くことを「糖尿病」といい、日本人の4人に1人が患者もしくは予備群といわれています（2016年「国民健康・栄養調査」）。かなり進行するまで症状が出ませんが、放っておくとさまざまな合併症を招きます。

ポイント1 糖尿病とはこんな状態

糖尿病には、膵臓の細胞が破壊されてインスリンがつくられない1型と、遺伝的体質、肥満などが起因する2型があります。糖尿病の診断基準として、①「早朝空腹時血糖値126mg/dL以上」、②「ブドウ糖負荷試験（75g）で2時間値200mg/dL以上」、③「随時血糖値200mg/dL以上」、④「HbA1cが6.5%以上（NGSP値）」のうち、①〜④のいずれかが確認された場合を「糖尿病型」、①〜③のいずれかと④が確認された場合を「糖尿病」としています。

ポイント2 放っておくと、怖い合併症や心筋梗塞などを起こしやすい

糖尿病の初期は何の症状もないために、食事のカロリー制限や服薬の指導を受けても続かないことがあります。しかし、放っておくと動脈硬化が進み、「三大合併症」（「腎症」「網膜症」「神経障害」）によって腎不全による透析療法が必要になったり、失明したりする場合もあります。

インスリン製剤

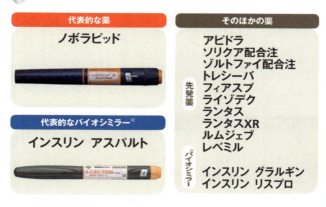

代表的な薬: ノボラピッド

代表的なバイオシミラー※: インスリン アスパルト

そのほかの薬

先発薬:
- アピドラ
- ソリクア配合注
- ゾルトファイ配合注
- トレシーバ
- フィアスプ
- ライゾデク
- ランタス
- ランタスXR
- ルムジェブ
- レベミル

バイオシミラー:
- インスリン グラルギン
- インスリン リスプロ

内分泌代謝〔糖尿病〕

特徴
» 1型糖尿病と、2型糖尿病で激しい高血糖やケトーシスがあるときや、経口の血糖降下薬では血糖のコントロールができないときに用いる

禁忌
» 低血糖症状

副作用
» [重大] 低血糖、アナフィラキシー(P282参照)、血管神経性浮腫(P284参照)

注意
» 発熱、下痢、嘔吐、食欲不振など体調の悪いとき(シックデイ)には、高血糖、低血糖、脱水などを起こしやすいので、必ず医師に相談する
» 自己注射を行っていることを示す手帳などを携帯する

※バイオシミラー=インスリン製剤の後継薬の呼称

スルホニル尿素(SU)剤

代表的な先発薬

アマリール

そのほかの薬

先発薬
- オイグルコン
- グリミクロン
- ジメリン
- デアメリンS

ジェネリック
- グリクラジド
- グリベンクラミド

代表的なジェネリック医薬品

グリメピリド

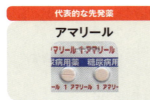

特徴
» インスリンの分泌を促進する
» 食事療法や運動療法だけでは十分な効果が得られない2型糖尿病に用いる

禁忌
» 1型糖尿病、重い肝・腎障害、重い感染症、下痢・嘔吐などの胃腸障害など

副作用
» [重大] 低血糖
» [そのほか] 貧血、肝機能異常、悪心・嘔吐、食欲不振、かゆみ、頭重、めまいなど

速効型インスリン分泌促進薬

代表的な薬

グルファスト

糖尿病用薬／食直前に服用
グルファスト10mg
糖尿病用薬　食直前に服用　糖尿病用薬

代表的なジェネリック医薬品

ミチグリニドCa

ミチグリニドCa・OD5「JG」
ミチグリニドCa・OD5　ミチグリニドCa・OD5
食直前に服用　　　　JG F71

そのほかの薬

先発薬
シュアポスト
スターシス
ファスティック

ジェネリック
ナテグリニド
レパグリニド

内分泌代謝（糖尿病）

特　徴

» インスリンの分泌を促して、2型糖尿病の食後の血糖値の上昇をおさえる
» 空腹時の血糖への影響が少ない

禁　忌

» 重症ケトーシス、糖尿病性昏睡または前昏睡、1型糖尿病、重症感染症、手術前後、重い外傷

副作用

» ［重大］心筋梗塞、低血糖、肝障害
» ［そのほか］腹部膨満、空腹感、下痢、便秘、湿疹、かゆみ、食欲亢進、むくみ、脱毛、倦怠感、乳酸値・遊離脂肪酸値・中性脂肪値・LDLコレステロール値上昇など

αグルコシダーゼ阻害薬

代表的な薬
セイブル

そのほかの薬
先発薬: **グルコバイ** / **ベイスン**

ジェネリック: **アカルボース** / **ボグリボース**

代表的なジェネリック医薬品
ミグリトール

特徴
» 糖分の消化や吸収を遅らせる
» 食後の血糖値の上昇をおさえる

禁忌
» 重症ケトーシス、糖尿病性昏睡または前昏睡、同じ種類の薬での過敏症の既往

副作用
» [重大] 低血糖、腸閉塞、肝障害、黄疸（P283参照）
» [そのほか] 腹部膨満、下痢、発疹など

ビグアナイド系経口血糖降下薬

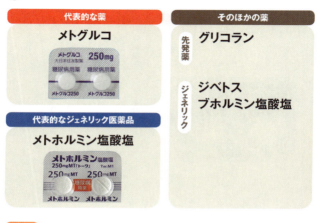

特徴
- 肝臓でブドウ糖がつくられるのをおさえて血糖値を下げる
- 筋肉や脂肪組織でのインスリンの働きを改善する
- 2型糖尿病に用いられる

禁忌
- 肝・腎障害、ショック、心不全、心筋梗塞、肺塞栓、過度のアルコール摂取、脱水症、下痢、嘔吐、1型糖尿病、糖尿病性昏睡・前昏睡など

副作用
- ［重大］乳酸アシドーシス（P287参照）、低血糖
- ［そのほか］下痢、悪心、食欲不振、腹痛、乳酸上昇など

インスリン抵抗性改善薬

代表的な先発薬	そのほかの薬
アクトス	先発薬 なし / ジェネリック ピオグリタゾン

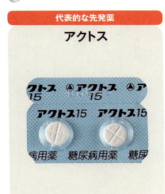

特徴
- » インスリン抵抗性を改善することで血糖値を下げる
- » 2型糖尿病に用いられる

禁忌
- » 心不全、重症ケトーシス症、糖尿病性昏睡・前昏睡、1型糖尿病、重い肝・腎障害、重い感染症、重い外傷

副作用
- » ［重大］心不全、むくみ、低血糖
- » ［そのほか］貧血、血圧上昇、動悸、発疹、湿疹、かゆみ、悪心・嘔吐、めまい、ふらつき、頭痛、脱力感、しびれ、息切れなど

DPP-4阻害薬

代表的な薬	そのほかの薬
グラクティブ※	先発薬: エクア / オングリザ / ザファテック / ジャヌビア※ / スイニー / テネリア / トラゼンタ / ネシーナ / マリゼブ

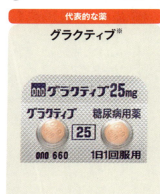

内分泌代謝〔糖尿病〕

特徴
» 食後のインスリンの分泌を促すホルモン（インクレチン）が、酵素（DPP-4）によって分解されるのを防いで、食後の血糖値の上昇をおさえる
» 2型糖尿病に用いられる

禁忌
» 重症ケトーシス、糖尿病性昏睡または前昏睡、1型糖尿病、重い腎障害、重症感染症など

副作用
» ［重大］アナフィラキシー（P282参照）、低血糖症、肝障害、黄疸（P283参照）、急性腎不全
» ［そのほか］便秘、腹部膨満、めまい、振戦（ふるえ）、動悸、多汗症、空腹、倦怠感など

※グラクティブとジャヌビアは併売品で成分は同一

GLP-1アナログ製剤

代表的な薬	そのほかの薬
ビクトーザ リベルサス（経口薬）	先発薬 オゼンピック トルリシティ リキスミア

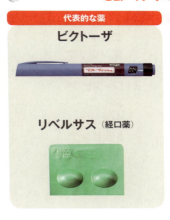

特徴
» 血糖値依存性にインスリンの分泌を増やす
» 2型糖尿病に用いられる

禁忌
» 糖尿病性ケトアシドーシス（P284参照）、糖尿病性昏睡、1型糖尿病、重症感染症、手術などの緊急時

副作用
» ［重大］低血糖、膵炎
» ［そのほか］便秘、悪心、下痢、胃不快感、腹部膨満、逆流性食道炎、頭痛、甲状腺結節、糖尿病性網膜症など

SGLT-2阻害薬

代表的な薬	そのほかの薬
スーグラ	先発薬: カナグル／ジャディアンス／デベルザ／フォシーガ／ルセフィ

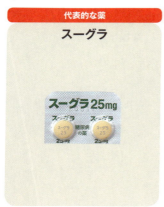

内分泌代謝（糖尿病）

特徴
» 「ナトリウム・グルコース共役輸送体」(SGLT)は、腎臓の近位尿細管という場所に限定的に存在
» 体内でグルコース（ブドウ糖）やナトリウムといった栄養分を細胞内に取り込む役割を担う
» 取り込みを阻害して血液中のグルコースを尿中に排泄し、血糖を低下させるように作用する

禁忌
» 糖尿病性昏睡、重症感染症、手術前後、重篤な外傷

副作用
» 低血糖、腎盂腎炎

アルドース還元酵素阻害薬

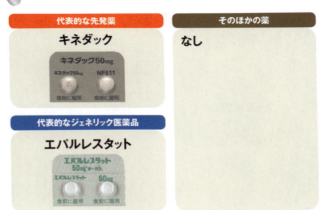

特徴
» アルドース還元酵素を阻害して、神経内ソルビトール蓄積を抑制する
» 糖尿病性末梢神経障害にともなう自覚症状（しびれ、疼痛）を改善する

副作用
» ［重大］劇症肝炎、肝障害、黄疸（P283参照）、肝不全
» ［そのほか］発疹、かゆみ、腹痛、吐き気、下痢、動悸、貧血など

その他
» 尿が茶褐色または赤色になることがある

2型糖尿病治療薬（DPP-4阻害剤・ビグアナイド系薬剤配合剤）

代表的な先発薬
メトアナ

そのほかの薬
先発薬 **イニシンク エクメット**

特 徴
- 血糖値を一定に保つ働きをするホルモンであるインクレチンを分解する酵素（DPP-4）を阻害し、血糖値が高いときにインスリンの分泌を促す
- 肝臓で糖をつくる働きを抑制し、血糖コントロールを改善する

禁 忌
- 乳酸アシドーシス（P287参照）の既往、重度以上の腎機能障害、透析患者、重度肝機能障害など

副作用
- ［重大］乳酸アシドーシス、低血糖、急性膵炎、肝機能障害、横紋筋融解症（P283参照）、腸閉塞、間質性肺炎、類天疱瘡

注 意
- 不規則な食事摂取を避ける。激しい筋肉運動をしている人や腹部手術の既往者は医師に相談

内分泌代謝・糖尿病

2型糖尿病治療薬（DPP-4・SGLP2配合剤）

代表的な薬
カナリア

そのほかの薬
先発薬 スージャヌ
トラディアンス

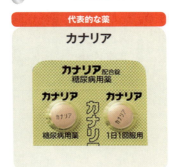

特徴
» グルカゴン様ペプチド-1（GLP-1）を増加させ、糖濃度依存的に膵臓からのインスリン分泌を促進させる
» 血糖値を一定に保つ働きをするホルモンであるインクレチンを分解する酵素（DPP-4）を阻害し、血糖値が高いときにインスリンの分泌を促す
» 肝臓で糖をつくる働きを抑制し、血糖コントロールを改善

禁忌
» 糖尿病性昏睡、重症感染症（P283参照）、手術前後

副作用
» 低血糖、脱水、ケトアシドーシス（P284参照）、腎盂腎炎、腸閉塞、肝機能障害、間質性肺炎、類天疱瘡、急性膵炎など

注意
» 激しい筋肉運動をしている人や1型糖尿病患者は医師に相談

2型糖尿病治療薬（各種配合剤）

代表的な先発薬

グルベス

そのほかの薬

先発薬 ソニアス
メタクト
リオベル

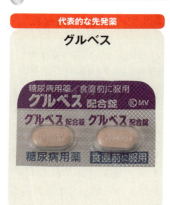

内分泌代謝（糖尿病）

特徴
» 速効性インスリン分泌促進薬、インクレチン関連薬などの2つの薬剤の合剤で、2つの薬剤を服用する必要がなく、患者の負担軽減になる

禁忌
» 心不全、重篤な肝・腎障害、重症感染症（P284参照）、胃腸障害、重症ケトーシス

副作用
» 虚血性心疾患、慢性腸疾患、低血糖、肝・腎障害など

注意
» 不規則な食事摂取

内分泌代謝

高尿酸血症・痛風の薬

高尿酸血症は、足の親指の付け根などに激しい痛みを起こす痛風発作だけでなく、腎障害や尿路結石、動脈硬化などさまざまな病気の原因になり、メタボリックシンドロームとも関係が深いといわれています。

ポイント1　血液中の尿酸が蓄積し、高尿酸血症が起こる

　尿酸は、プリン体が肝臓で分解されてつくられます。多くは腎臓で処理され、排出されて一定量に保たれますが、食事から摂るプリン体が多過ぎたり、尿酸がつくられ過ぎたり、排泄が滞ったりすると体内に蓄積します。高尿酸血症になると、尿酸が溶け切れずに関節液の中で結晶をつくり、そこに白血球が集まって痛みや炎症を起こす酵素を出します。それによって関節が熱をもち、赤く腫れて痛風発作が起こります。

ポイント2　肥満が高尿酸血症・痛風のひきがねになる

　高尿酸血症になりやすい人の特徴として、「男性または閉経後の女性」「肥満がある」「アルコール飲料をよく飲む」「肉や魚の内臓をよく食べる」「水分をあまりとらない」「血縁者に痛風や高尿酸血症の人がいる」などが挙げられます。とくに肥満との関係は密接で、BMI25以上の人の4人に1人は高尿酸血症だという調査結果もあります。

尿酸排泄促進薬

代表的な薬
パラミヂン

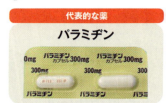

代表的なジェネリック医薬品
ベンズブロマロン

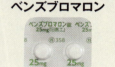

そのほかの薬
先発薬：ベネシッド、ユリス、ユリノーム

内分泌代謝（高尿酸血症・痛風）

特徴
- 腎臓から尿酸が排出されにくくなっている人に使われる
- 尿酸降下薬の中で最も作用が強い

禁忌
- 肝・腎障害、血液障害、消化性潰瘍

副作用
- ［重大］溶血性貧血（P288参照）、再生不良性貧血（P285参照）、アナフィラキシー様症状（P282参照）、肝壊死、ネフローゼ症候群
- ［そのほか］肝機能障害、尿路結石、皮膚炎、食欲不振、胃不快感、頭痛、発疹、下痢など

注意
- 水分を多く摂取する
- パラミヂンは痛風発作時に、そのほかは発作後に服用する

尿酸生成抑制剤

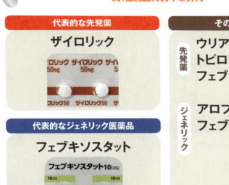

代表的な先発薬
ザイロリック

代表的なジェネリック医薬品
フェブキソスタット

そのほかの薬

先発薬
ウリアデック
トピロリック
フェブリク

ジェネリック
アロプリノール
フェブキソスタット

特徴
» 体内で尿酸がつくられるのを防ぐ
» 体内で尿酸が過剰につくられて、尿酸値が高くなる人に使われる

禁忌
» 当該薬剤にアレルギーのある場合

副作用
» [重大] 中毒症候群、再生不良性貧血（P285参照）
» [そのほか] 肝機能障害、発熱など

注意
» 飲み始めに痛風発作が一時的に増強するので、痛風発作が治まってから服薬する
» 発熱、発疹があったときは、すぐに服薬を中止する

『ザイロリック』グラクソ・スミスクライン株式会社

酸性尿改善薬

代表的な先発薬

ウラリット-U配合酸

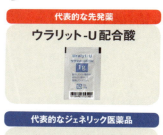

代表的なジェネリック医薬品

クエンメット配合錠

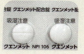

そのほかの薬

先発薬: ウラリット

ジェネリック: ウタゲン　ウロアシス

内分泌代謝〔高尿酸血症・痛風〕

特　徴
» 高尿酸血症・痛風の酸性尿の改善

副作用
» ［重大］高カリウム血症
» ［そのほか］肝障害、腎障害、食欲不振、悪心、嘔吐、発疹、頻脈（P288参照）など

その他
» 肝障害・重い腎障害・尿路感染症の患者には慎重に投与する

痛風発作治療薬

代表的な薬	そのほかの薬
コルヒチン ※写真省略	なし

特徴
- » 痛風発作をやわらげたり予防したりする
- » 尿酸を排泄させる作用はない

禁忌
- » 肝・腎障害でCYP3 A4を強く阻害する薬や糖タンパク阻害薬を服用中の人

副作用
- » ［重大］再生不良性貧血（P285参照）、筋けいれん
- » ［そのほか］腹痛、下痢、嘔吐など

その他
- » 定期的な臨床検査が必要

内分泌代謝

甲状腺機能異常症の薬

甲状腺機能異常症には、甲状腺ホルモンが不足してくる「甲状腺機能低下症」と、甲状腺ホルモンが過剰につくられるようになる「甲状腺機能亢進症」、そして甲状腺がんに代表される「甲状腺腫瘍」があります。甲状腺の病気は女性に多く見られます。

ポイント1　甲状腺機能低下症は、高齢女性の10人に1人

　甲状腺機能低下症は、甲状腺ホルモンがつくられにくくなり生命活動が低下していく病気で、高齢女性の約10%がかかっているといわれます。甲状腺ホルモンが不足すると、だるさや眠気、もの忘れ、肌のかさつき、むくみ、脱毛、便秘などが起こります。体内でのコレステロールの取り込みと排出にもかかわっているため、不足が続くと動脈硬化が進んで心筋梗塞などの危険が出てきます。

ポイント2　高齢者の甲状腺機能亢進症は症状が特徴的でない

　甲状腺機能亢進症になると、心拍数増加、血圧上昇、不整脈、多汗、手のふるえ、神経過敏、不眠などが起こります。代表的な病気に「バセドー氏病」があります。高齢者では、衰弱、眠気、混乱、うつ状態などが起こることがあります。甲状腺機能亢進症に特有の、眼球の突出やのどの腫れは、高齢者には目立ちません。

内分泌代謝〈甲状腺機能異常症〉

甲状腺ホルモン製剤

代表的な薬

チラーヂンS

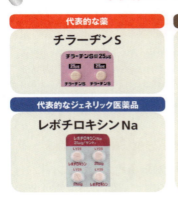

代表的なジェネリック医薬品

レボチロキシンNa

そのほかの薬

先発薬: **チロナミン**

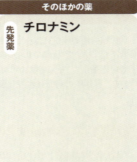

特徴
» 不足している甲状腺ホルモンを補うホルモン製剤
» ブタの甲状腺を乾燥させた製剤や、合成の甲状腺ホルモン製剤（$T_3 \cdot T_4$）などがあるが、本来生体内にあるホルモンなので、用法・用量を守れば副作用の危険性は低いとされる
» 合成の甲状腺ホルモンのT_4は、体内で活性型のT_3に返還されて利用される。最初から活性型になっているT_3ホルモンは速く効くが短時間でまた下がる。T_4ホルモンは作用がおだやかで効果が長時間続く

禁忌
» 心筋梗塞の既往歴がある人

副作用
» ［重大］狭心症、肝障害、黄疸（P283参照）
» ［そのほか］心悸亢進、頭痛、発汗、振戦、不眠、食欲不振

抗甲状腺薬

代表的な薬

メルカゾール

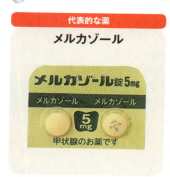

そのほかの薬

先発薬 チウラジール
プロパジール

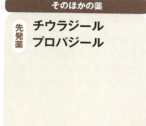

内分泌代謝〔甲状腺機能異常症〕

特徴
» 甲状腺ホルモンの合成をおさえる作用があり、甲状腺機能亢進症の治療に使われる

禁忌
» 使用後に肝機能が悪化した場合

副作用
» ［重大］無顆粒球症（P288参照）
» ［そのほか］かゆみ、発疹、じんましん、発熱、関節痛、肝障害など

注意
» じんましんは最も多い副作用だが、多くは抗ヒスタミン薬を使ったり抗甲状腺薬の種類を変えたりすることで対応できるので、すぐに医師に相談する
» 発熱や風邪のような症状が出たら無顆粒球症が疑われるので、すぐに受診する

腎臓・泌尿器

腎不全の薬

腎臓機能低下により、血液中の老廃物などが濾過できない状態を腎不全といいます。急性と慢性があり、機能低下を治療で回復できる場合が多い急性腎不全に対し、慢性腎不全には有効な治療法がなく、末期に至ると生命を維持するために人工透析や腎臓移植が必要となります。

ポイント1 慢性腎不全は悪化を遅らせ、透析移行を防ぐのが大切

　慢性腎不全は静かに進行し、いったん不調があらわれると完治することがありません。できるだけ病状を食い止め、腎不全の進行を遅らせ、合併症を防ぐことが重要です。食事療法と合わせ、機能悪化による高血圧を防ぐ降圧剤、糸球体（腎臓を構成する組織）の硬化を防ぐ薬、貧血の薬、ビタミン剤やカルシウム剤、血液のphを正常に保つ薬など、多くの症状に対処する薬物療法が欠かせません。

ポイント2 薬物療法になる前に予防を心がける

　薬を使って腎不全の治療が行われる基準は、①「腎臓機能が30〜10％に低下」、②「血清クレアチニン（血中老廃物）値3mg/dL」、③「腎不全の症状が出現した段階」といわれています。しかし薬物療法が始まる段階とは、かなり病状が進行した状態でもあるので、自覚症状がなくても尿検査や血液検査で早期発見を心がけることが大切です。

尿毒症毒素吸着薬

代表的な先発薬	そのほかの薬
クレメジン	なし

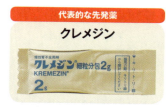

代表的なジェネリック医薬品

球形吸着炭「マイラン」

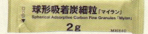

特徴
» 慢性腎不全における尿毒症毒素を消化管内で吸着し、便とともに排泄させることで、食欲不振、口臭、吐き気、かゆみなどの尿毒症の症状を改善する
» 透析導入を遅らせる

禁忌
» 消化管に通過障害のある人など

副作用
» 便秘、食欲不振、吐き気・嘔吐、腹部膨満感、皮疹、かゆみ

注意
» 消化管潰瘍・食道静脈瘤の人は患部を刺激するおそれがある
» 便秘症を増悪させるおそれがある

活性型ビタミンD₃製剤

代表的な先発薬

ワンアルファ

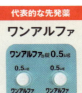

代表的なジェネリック医薬品

カルシトリオール

そのほかの薬

先発薬
- アルファロール
- エディロール
- オキサロール
- ホーネル
- ロカルトロール

ジェネリック
- アルファカルシドール
- エルデカルシトール
- マキサカルシトール

特徴
» 肝臓で代謝されてビタミンD₃になり、カルシウムの吸収を促進する
» カルシウムの不足による低カルシウム血症、手足のしびれ、骨痛、骨病変などを改善する
» 慢性腎不全、副甲状腺機能低下症、ビタミンD抵抗性くる病、骨軟化症を改善する

禁忌
» 高カルシウム血症を引き起こすので、とくに高齢者は過量投与を避ける

副作用
» ［重大］急性腎不全、肝機能障害、黄疸（P283参照）
» ［そのほか］そう痒感、食欲不振、嘔気、下痢、胃痛など

高リン血症治療薬

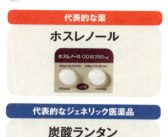

代表的な薬
ホスレノール

代表的なジェネリック医薬品
炭酸ランタン

そのほかの薬

先発薬
- カルタン
- キックリン
- ピートル
- フォスブロック
- リオナ
- レナジェル

ジェネリック
- 沈降炭酸カルシウム※

腎臓・泌尿器[腎不全]

特徴
- » 透析中の慢性腎不全患者における高リン血症を改善する
- » 体内で食べものに含まれるリンと結合し、便とともに体外へ排出することでリンの吸収を抑制する

禁忌
- » 薬が水分で膨らむので、腸閉塞、腸管狭窄、便秘、腸管憩室、虚血性腸炎、腹部の手術経験のある人や痔、消化管潰瘍、または消化管潰瘍の経験のある人、肝機能障害、重い消化管運動障害など

副作用
- » ［重大］腸管穿孔、腸閉塞（P287参照）、憩室炎、虚血性腸炎、消化管出血など
- » ［そのほか］便秘・便秘増悪、腹痛、腹部膨満、嘔気、消化不良、下痢・軟便、嘔吐、上腹部痛、鼓腸など

※高リン血症治療薬としてはジェネリック医薬品

高カリウム血症治療薬

代表的な先発薬
カリメート

代表的なジェネリック医薬品
カリエード

そのほかの薬
先発薬
ケイキサレート
ロケルマ

ジェネリック
アーガメイト
ポリスチレンスルホン酸Ca
ポリスチレンスルホン酸Na

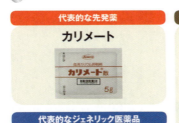

特徴
» 腸管内のカリウムイオンを、本剤のカルシウムイオンと交換することで、体内の過剰なカリウムを体外へ排出する
» 急性、または慢性腎不全にともなう高カリウム血症を改善する

禁忌
» 腸閉塞

副作用
» [重大] 腸管穿孔、腸閉塞、大腸潰瘍
» [そのほか] 便秘、吐き気、食欲不振、嘔吐、下痢、発疹など

カルシウム受容体作動薬

代表的な薬
レグパラ

そのほかの薬
先発薬: ウパシタ / オルケディア / パーサビブ

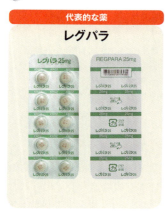

腎臓・泌尿器〔腎不全〕

特徴
» 副甲状腺ホルモン（PTH）の合成と分泌をおさえ、血清PTHや血清カルシウム濃度を低下させる
» 透析下の二次性副甲状腺機能亢進症の治療や、副甲状腺がんにおける高カルシウム血症などの治療に使う

禁忌
» 本剤の成分に対し過敏症の既往歴のある患者

副作用
» ［重大］低カルシウム血症・血清カルシウム減少、QT延長、消化管出血、消化管潰瘍、意識レベルの低下、一過性意識消失、突然死
» ［その他］悪心・嘔吐、胃不快感、食欲不振、腹部膨満

腎臓・泌尿器

過活動膀胱の薬
（かかつどうぼうこう）

膀胱が勝手に収縮することで急な尿意などに悩まされる病気で、頻尿、尿意切迫感、切迫性尿失禁などの症状が特徴です。加齢による膀胱機能の変化、脳出血、脳梗塞、パーキンソン病、前立腺肥大症などが主な原因ですが、特発的なものも多いとされています。

ポイント1 オシッコに悩まされる膀胱に関する病気

　過活動膀胱とは2002年、国際禁制学会（ICS）で認められた比較的新しい疾患名です。日本排尿機能学会で出された過活動膀胱診療ガイドラインによると、「尿をする回数が多い」「急に尿がしたくなり我慢が難しいときがある」「尿を我慢できずにもらすことがある」などの症状に1つでも当てはまれば、過活動膀胱の可能性があるとしています。

ポイント2 薬を服用することで8割の人は症状が改善

　通常、膀胱は400〜500ccの尿がたまると排尿のための筋肉収縮が起こり、1時間ほど我慢できます。しかし過活動膀胱の場合、たまった尿の量とは関係なく勝手に筋肉が収縮し、予想のつかない尿意に悩まされます。抗コリン薬での治療が主体となり、ほかに排尿に関連する筋肉を弛緩させる平滑筋弛緩薬などが使われます。数カ月続けることで患者の約8割に症状の改善が見られるといわれています。

平滑筋弛緩薬
へいかつきん し かんやく

腎臓・泌尿器（過活動膀胱）

代表的な先発薬

ベオーバ

ベオーバ錠50mg
ベオーバ錠　ベオーバ錠
50mg　50mg

代表的なジェネリック医薬品

イミダフェナシン

イミダフェナシン0.1「JG」
イミダフェナシン　イミダフェナシン
「JG」　0.1　「JG」

そのほかの薬

先発薬
ウリトス
デトルシトール
トビエース
バップフォー
ベシケア
ベタニス
ポラキス

ジェネリック
オキシブチニン塩酸塩
ソリフェナシンコハク酸塩
フラボキサート塩酸塩
プロピベリン塩酸塩

特　徴

» 神経性頻尿・慢性前立腺炎・慢性膀胱炎による頻尿、残尿感を改善する

» 膀胱の過敏状態を改善し、膀胱容量を増加させる

禁　忌

» 幽門、十二指腸や腸管が閉塞している人、下部尿路の通過障害、緑内障、肝障害

副作用

» ［重大］ショック、アナフィラキシー様症状（P282参照）、肝機能障害、黄疸（P283参照）

» ［そのほか］発疹、かゆみ、胃部不快感、食欲不振、吐き気

注　意

» 緑内障、肝障害の人は症状を悪化させるおそれがある

腎臓・泌尿器

尿路感染症の薬

腎臓・尿管・膀胱・尿道などの尿路が細菌感染し、炎症が起こることを尿路感染症といいます。その多くは尿道口から侵入した細菌によって発熱する「上部尿路感染症」です。女性のほうが比較的かかりやすい病気ですが、高齢者や子どもも感染するため注意が必要です。

ポイント1 炎症の起こる部位や種類 症状もさまざま

炎症が起こる場所によって病名が分かれ、膀胱よりも上流の尿路で起こる「上部尿路感染症」には急性腎盂腎炎、急性巣状細菌性腎炎などがあり、下流で起こる「下部尿路感染症」には、膀胱炎や尿道炎、急性前立腺炎などがあります。感染症には「単純性尿路感染症」「複雑性尿路感染症」の2種類があり、後者は高齢者に多いタイプです。

ポイント2 薬による治療が有効 再発や慢性化に注意

炎症を起こす細菌は、年齢層によって種類が変わります。大腸菌やプロテウス菌などの腸内細菌をはじめ、複数の細菌により起こります。発熱のほか、背中や腰の鈍痛、排尿痛や頻尿、血尿など症状は炎症部位によっても違いがあり、治療は原因菌に合わせた抗菌薬が使われます。水分をたくさんとって排尿を促し、再発や慢性化を防ぐためにもしっかりと薬を飲むことが大切です。

ST合剤

代表的な先発薬
バクタ

そのほかの薬
バクトラミン（先発薬）

代表的なジェネリック医薬品
ダイフェン

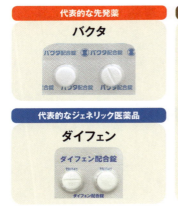
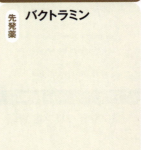

特徴
- 葉酸の生合成と活性化を阻害する、2つの有効成分が配合された抗菌剤
- 他剤が無効または使用できない場合の呼吸器感染症、尿路感染症（複雑性膀胱炎、腎盂腎炎）、腸炎、腸チフスなどに有効

禁忌
- サルファ薬過敏症、グルコース-6-リン酸脱水素酵素欠損患者、血液障害またはその既往歴のある人、本人または家族が気管支ぜんそくの人

副作用
- 発疹、そう痒感、水疱、光線過敏症、頭痛、めまい・ふらふら感、しびれ感、ふるえ、脱力・倦怠感、うとうと感、血便など

腎臓・泌尿器〔尿路感染症〕

テトラサイクリン系抗菌薬

代表的な先発薬	そのほかの薬
アクロマイシン	**先発薬** テラマイシン ビブラマイシン ミノマイシン レダマイシン

代表的なジェネリック医薬品
ミノサイクリン塩酸塩

※写真省略

特　徴

» タンパク質の合成を阻害することにより細菌増殖をおさえる、抗菌作用を示す
» 皮膚科、呼吸器、耳鼻科、泌尿生殖器、歯科など幅広い範囲の感染症に有効

禁　忌

» テトラサイクリン系薬剤に対し過敏症などの既往歴がある人、肝障害、腎障害、食道通過障害など

副作用

» 腹痛、吐き気、食欲不振、胃腸障害、めまい感、発疹、発熱、むくみ、じんましん、頭蓋骨内圧上昇（嘔吐、頭痛など）

ニューキノロン系薬

代表的な先発薬
クラビット

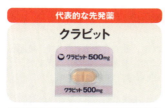

そのほかの薬

先発薬
- オゼックス
- グレースビット
- シプロキサン
- バシル
- バレオン

ジェネリック
- シタフロキサシン
- シプロフロキサシン
- ノルフロキサシン

代表的なジェネリック医薬品
レボフロキサシン

腎臓・泌尿器〔尿路感染症〕

特徴
» 感染症を引き起こす細菌のDNA複製を阻害する、ニューキノロン系経口抗菌製剤
» 皮膚・呼吸器・泌尿器・婦人科・眼科・耳鼻科・歯科感染症など広範囲の感染症治療に使用

禁忌
» 腎機能障害、心疾患やてんかんなどのけいれん性疾患または既往歴がある人

副作用
» ［重大］アナフィラキシー（P282参照）、中毒性表皮壊死症（P287参照）、皮膚粘膜眼症候群（P287参照）、けいれん、急性腎不全など
» ［そのほか］めまい、吐き気、不眠など

腎臓・泌尿器

前立腺肥大症の薬

おもに50代以降の男性に多い病気です。膀胱を圧迫するので、排尿にかかわるさまざまな症状をもたらします。基本的には重篤な病気ではなく、さまざまな治療法が確立されています。

ポイント1　50代から気をつけるべき病気

前立腺の肥大は50代から始まり、60代の男性で約50%、80歳までには約80%の人が前立腺肥大症の患者となるといわれています。前立腺が肥大することで尿管を圧迫するため、排尿力の低下や残尿感、頻尿、尿閉、腎機能低下などの症状が出ます。前立腺の肥大と症状の重さは必ずしも一致しませんが、前立腺がんなどのおそれがあるので、心あたりのある人は泌尿器科を受診しましょう。

ポイント2　薬の服用で症状を軽減し、根本治療なら外科的手術も

軽度であれば日常生活のなかでからだを冷やさない、トイレにこまめに行く、座りっぱなしを避けるなどに注意をしながら経過観察することもできます。中程度の症状であれば、膀胱頸部と前立腺の平滑筋を弛緩させる α_1 遮断薬、前立腺を小さくする抗男性ホルモン薬の服薬が主流です。排尿困難や頻尿に有効な植物エキス製剤もあります。肥大をおさめるには外科的手術が有効です。

α₁遮断薬

代表的な先発薬

ハルナール

代表的なジェネリック医薬品

シロドシン

そのほかの薬

先発薬
- エブランチル
- バソメット
- フリバス
- ミニプレス
- ユリーフ

ジェネリック
- タムスロシン塩酸塩
- ナフトピジル

特徴
» 前立腺肥大症による排尿障害の第一選択薬として、単独または他薬と併用して使われる
» 尿道と前立腺部のα₁受容体を遮断することで尿道内部の圧力を下げ、排尿をスムーズにする

副作用
» ［重大］一過性の失神・意識喪失、肝機能障害、黄疸（P283参照）など
» ［そのほか］めまい、胃不快感、頻脈（P288参照）、発疹など

注意
» 起立時の血圧低下が予想されるので、降圧剤との併用には注意する。また、高所作業や自動車の運転などには注意する

腎臓・泌尿器（前立腺肥大症）

抗男性ホルモン剤

代表的な薬
アボルブ

代表的なジェネリック医薬品
クロルマジノン酢酸エステル

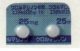

そのほかの薬
先発薬: プロスタール / プロスタールL

ジェネリック: デュタステリドAV

特徴
» 肥大した前立腺の縮小効果を示す
» 5α還元酵素（5αリダクターゼ）Ⅰ型、Ⅱ型の両方を阻害し、テストステロンからジヒドロテストステロン（前立腺肥大の発生要因）への変換を抑制する
» 前立腺を縮小させることで、下部尿路症状・尿流が改善される

禁忌
» 本剤および5α還元酵素に対し過敏症などの既往歴がある人、重度の肝機能障害のある人

副作用
» 勃起不全、性欲減退、乳房障害（女性化乳房、乳頭痛、乳房痛、乳房不快感）など

注意
» 女性や小児は薬剤に触れないこと。触れた場合はすぐにせっけんと水で洗い流すこと

『アボルブ』グラクソ・スミスクライン株式会社

植物エキス製剤

代表的な先発薬	そのほかの薬
エビプロスタット	先発薬　セルニルトン ジェネリック　エルサメット
※写真省略	

右端の見出し：**腎臓・泌尿器〔前立腺肥大症〕**

特　徴

» スギナエキスなど複数の植物エキスを使った、前立腺肥大治療薬
» 抗炎症作用、排尿促進作用、前立腺組織の肥大を改善する作用、尿路を消毒殺菌する作用がある
» 前立腺肥大症にともなう排尿困難、残尿や残尿感、頻尿を改善する

副作用

» 食欲不振、腹痛、胃部不快感、発疹、かゆみ、多形紅斑（円形または楕円形の赤い発疹）、黄疸（P283参照）など

129

腎臓・泌尿器

前立腺癌の薬
ぜんりつせんがん

前立腺癌は、前立腺の細胞が正常な細胞増殖機能を失い発生する、男性特有の癌です。男性の癌の死亡率で7番目ぐらいに多い癌です。早期に発見して摘出すれば治癒することが可能です。また、多くの場合、比較的ゆっくり進行します。

ポイント1 自覚症状がほとんどない

　ほとんど自覚症状はありません。しかし、前立腺肥大症により、尿が出にくい、尿の切れが悪い、排尿後すっきりしない、夜間にトイレに立つ回数が多い、我慢ができずに尿を漏らしてしまうなどの症状が出現する年代に発生頻度が高く、前立腺癌の症状として同様の症状が出ることもあります。

ポイント2 去勢を行わない薬剤治療も可能

　検診で行われるPSA検査が診断に有用であり、早期発見の手掛かりとなります。また、病状の進行にともない、前立腺近くのリンパ節、骨、肺、肝臓などに転移することもあり、この場合には精巣を摘出する去勢を行い、薬剤治療を追加することもあります。去勢を行わずに薬剤治療が行われることもあります。

抗男性ホルモン剤

代表的な薬
イクスタンジ

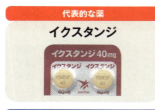

代表的なジェネリック医薬品
クロルマジノン酢酸エステル

そのほかの薬

先発薬
- アーリーダ
- オダイン
- カソデックス
- ザイティガ
- ニュベクオ
- プロスタール

ジェネリック
- ビカルタミド

腎臓・泌尿器（前立腺癌）

特徴
» 前立腺がんの中でも、去勢抵抗性の前立腺がんに対して用いられる薬
» 前立腺の腫瘍組織はアンドロゲン（男性ホルモン）の刺激により増殖する
» アンドロゲン受容体に結合してアンドロゲンの作用を阻害する
» アンドロゲンの合成を阻害することで、腫瘍増殖を抑制する

副作用
» けいれん発作、血小板減少、心障害、肝障害など

肝臓・胆のう・膵臓

肝炎の薬

肝臓に炎症が起きて血液検査に異常が出てくる「肝炎」には、ウイルスに感染して起こる「ウイルス性肝炎」と、肝臓に脂肪がたまることで起こる「非ウイルス性肝炎」とがあります。慢性肝炎になると、10年ほどで肝硬変に進み、さらには肝がんになるといわれています。

ポイント1　ウイルス性肝炎から慢性肝炎に進行する

　日本では、肝炎の約80％がウイルス性肝炎で、なかでも「Ｂ型肝炎」と「Ｃ型肝炎」が多く発症しています。成人してからＢ型肝炎ウイルスに感染すると、99％は急性肝炎を起こしたのちに治癒しますが、残りの1％は劇症肝炎を起こして命が危険な状態になります。Ｃ型肝炎の多くは輸血による感染で、一般に症状が軽く、感染に気づかないことも多いことから約70％が慢性肝炎に進んでしまいます。

ポイント2　生活習慣病との関係が深い「非ウイルス性肝炎」

　非ウイルス性肝炎には、大量の飲酒が原因の「アルコール性脂肪肝」と、アルコールを飲まなくても起こる「NASH（非アルコール性脂肪肝）」とがあります。NASHは、肥満、糖尿病、脂質異常症、高血圧など「メタボリックシンドローム」の要素をたくさんもつ人ほどかかりやすいといわれています。

インターフェロン製剤

代表的な薬	そのほかの薬
スミフェロン	ペガシス

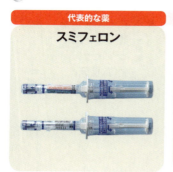

特徴
» B型・C型肝炎ウイルスの増殖をおさえる皮下注射用製剤
» からだがウイルスを排除しようとする働きを助け、肝臓機能を改善。単独または、リバビリン、レベトール（P135参照）との併用によりウイルス血症を改善する

禁忌
» 漢方薬「小柴胡湯（しょうさいことう）」を投与中の人、間質性肺炎の既往歴のある人、自己免疫性肝炎、自己免疫性疾患（乾癬、関節リウマチなど）、ワクチンなど生物学的製剤に対し過敏症の既往歴のある人、うつ症状など

副作用
» ［重大］間質性肺炎、肺浸潤、呼吸困難、うつ病
» ［そのほか］頭痛、発熱、倦怠感、関節痛、悪寒、筋痛、食欲不振、不眠、下痢・軟便、便秘、嘔吐、発疹、脱毛など

肝臓・胆のう・膵臓［肝炎］

抗B型肝炎ウイルス薬

代表的な先発薬
バラクルード

代表的なジェネリック医薬品
エンテカビル

そのほかの薬
先発薬
ゼフィックス
テノゼット
ベムリディ

特徴
- » B型肝炎ウイルスの増殖をおさえ、ウイルスの量を減らす。肝組織像の改善
- » B型肝炎の進行にともなうB型慢性肝炎、肝硬変にも有効な抗ウイルス剤
- » B型肝炎ウイルスのDNAポリメラーゼに対して強力な阻害活性をもつ

禁忌
- » 本剤の成分に対して過敏症の既往歴のある場合

副作用
- » [重大] 投与終了後の肝炎の悪化、アナフィラキシー様症状（P282参照）、乳酸アシドーシス（P287参照）、脂肪沈着による重度の肝腫大
- » [そのほか] 倦怠感、意識の低下、顔面のほてり、頭痛、白目が黄色くなる、吐き気、嘔吐、食欲不振、手の震えなど

抗C型肝炎ウイルス薬

代表的な先発薬
ハーボニー

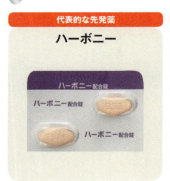

そのほかの薬
先発薬
- エプクルーサ
- グラジナ
- ハーボニー
- マヴィレット
- レベトール

特徴
- C型肝炎ウイルスの増殖をおさえ、ウイルスの量を減らす。肝組織像の改善
- C型肝炎の進行にともなうC型慢性肝炎、肝硬変にも有効な抗ウイルス剤
- C型肝炎ウイルスのRNAポリメラーゼに対して強力な阻害活性をもつ

禁忌
- 重篤な心疾患、慢性腎不全、重篤な精神疾患、うつ病

副作用
- ［重大］貧血、無顆粒球症（P288参照）、自殺企図、意識障害、脳梗塞、間質性肺炎、消化管出血、心筋梗塞、ネフローゼ症候群
- ［そのほか］発熱、不眠、倦怠感、食欲不振など

肝臓 胆のう 膵臓（肝炎）

肝機能改善薬

代表的な薬	そのほかの薬
グリチロン	先発薬: タウリン / タチオン / ニチファーゲン錠 / ネオファーゲンC錠 / リバオール ジェネリック: グルタチオン

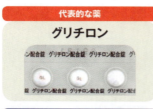

代表的なジェネリック医薬品

EPL※

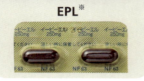

特徴

» 慢性肝疾患による肝機能異常の改善薬
» 肝臓の炎症をおさえ、働きを改善し、肝細胞の増殖を促進する
» 主要成分は甘草(かんぞう)という植物に由来するグリチルリチン酸
» 湿疹・皮膚炎、小児ストロフルス、円形脱毛症、口内炎の治療にも使われる

禁忌

» アルドステロン症、ミオパシー、低カリウム血症、末期肝硬変症など

副作用

» ［重大］偽アルドステロン症、横紋筋融解症（P283参照）
» ［そのほか］浮腫、筋肉痛、脱力感など

※EPLは、診療報酬上はジェネリック医薬品に該当するが、先発医薬品はなく、グリチロンの後発薬ではない。

肝硬変治療薬

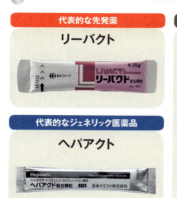

代表的な先発薬
リーバクト

代表的なジェネリック医薬品
ヘパアクト

そのほかの薬

先発薬
- ポルトラック
- モニラック
- ラクツロース
- リフキシマ

ジェネリック
- アミノバクト
- リックル

肝臓 胆のう 膵臓（肝炎）

特徴
» 非代償性肝硬変患者の低アルブミン血症を改善する
» 肝臓の働きの低下による血中アルブミン不足を解消するため、3種類の分岐鎖アミノ酸を補う分岐鎖アミノ酸製剤

禁忌
» 先天性分岐鎖アミノ酸代謝異常のある人

副作用
» 腹部膨満感、腹部不快感、嘔気、下痢、便秘、腹痛、食欲不振、胸やけ、口渇など

肝臓・胆のう・膵臓

胆石・胆のう炎・胆管炎の薬

胆のうはコレステロールの材料になったり、脂溶性ビタミンを分解したりする胆汁をつくる臓器です。胆汁は胆管を通って十二指腸に流れ込みます。胆のう・胆管の病気には、「胆石」「胆道ジスキネジー」「胆のう炎・胆管炎」「胆汁うっ滞症」などがあります。

ポイント1 胆石は小さければ薬で溶かすことができる

　胆石は、胆汁中のコレステロールや色素などの成分が胆道（胆のう・胆管）の中で固まったものです。みぞおちから右上腹部にかけての刺すような痛みが特徴ですが、患者の約3分の2が無症状です。痛みがない場合は、定期的に検査を受けながら経過を観察します。痛みのある胆石のうち、胆のうにある胆石（胆のう結石）は、小さければ薬で溶かし、大きければ腹腔鏡手術などで胆のうごと摘出します。

ポイント2 放っておくと命が危険にさらされることも

　胆のう炎や胆管炎の多くは、胆石が総胆管をふさいで胆汁が滞ることで起こります。滞ったところに大腸菌などのグラム陰性桿菌などの細菌感染が起こると、胆のう炎や胆管炎が起こります。これが進行すると、敗血症が起こって命が危険にさらされることもあります。とくに高齢者の胆管炎は急激に症状が悪化するので、注意が必要です。

胆石溶解薬

代表的な先発薬

ウルソ

そのほかの薬

先発薬 チノ
デヒドロコール酸

代表的なジェネリック医薬品

ウルソデオキシコール酸

肝臓 胆のう 膵臓〔胆石 胆のう炎 胆管炎〕

特徴
- 胆石溶解作用により、胆汁の流れをよくする
- 肝臓で疎水性胆汁酸と置きかわり、肝細胞の障害を軽減する
- 肝道系疾患・胆汁の流れが悪くなって起こる肝疾患の治療薬

禁忌
- 完全胆道閉塞、劇症肝炎など

副作用
- ［重大］間質性肺炎
- ［そのほか］下痢、軟便、便秘、吐き気、かゆみ、じんましん、発疹、紅斑など

注意
- スルホニル尿素剤（P094参照）との併用は、血糖降下作用を増強させるおそれがあるので注意

膵胆管鎮けい薬

代表的な薬
コスパノン

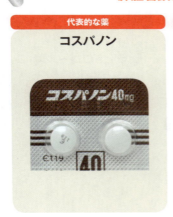

そのほかの薬
先発薬 スパカール
パパベリン塩酸塩

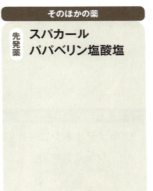

特徴
» 胆道ジスキネジー（P286参照）、胆石症、胆のう炎、胆管炎、胆のう摘出後遺症などの肝胆道疾患、膵炎、尿路結石の治療薬。尿管を拡げ、結石の排出を促し、痛みをやわらげる
» 胆汁の流れを調節する消化管の平滑筋（内臓の筋肉）を弛緩し、けいれんを鎮める。それにより胆汁や膵液の十二指腸への排出を促し、腹痛をおさえる

副作用
» 発疹、悪心、嘔気、胸やけ、腹部膨満感など

抗コリン薬

代表的な先発薬
チアトン

そのほかの薬
なし

代表的なジェネリック医薬品
チキジウム臭化物

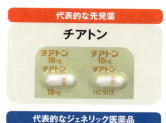

肝臓 胆のう 膵臓〔胆石 胆のう炎 胆管炎〕

特徴
» 平滑筋（内臓の筋肉）を収縮させる原因となるムスカリン受容体を遮断する働きがある
» 抗ムスカリン作用により、消化管などの平滑筋のけいれんや運動機能の高ぶりを改善する
» 胃炎、胃・十二指腸潰瘍、腸炎、過敏性大腸症候群、胆のう・胆道疾患、尿路結石症にともなう腹痛をおさえる

禁忌
» 緑内障、前立腺肥大による排尿障害のある人、重篤な心疾患、まひ性イレウス（P288参照）

副作用
» ［重大］アナフィラキシー様症状（P282参照）、肝機能障害、黄疸（P283参照）　［そのほか］口渇、便秘

141

セフェム系抗菌薬

代表的な先発薬
フロモックス

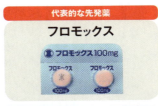

代表的なジェネリック医薬品
セフカペンピボキシル塩酸塩

そのほかの薬
先発薬 **セフスパン**

特徴
- 感染症の治療に使われるセフェム系の抗生物質
- 細菌の細胞壁合成を阻害する抗菌作用を示す
- 皮膚科・外科・産婦人科・眼科・耳鼻科・歯科口腔外科領域、呼吸器、尿路など幅広い範囲で使用されている

禁忌
- セフェム系の抗生物質に対しショック、過敏症など既往歴のある人

副作用
- [重大] アナフィラキシー様症状（P282参照）、無顆粒球症（P288参照）、血小板減少、溶血性貧血、皮膚粘膜眼症候群（P287参照）など
- [そのほか] 発疹、下痢、胃痛、吐き気など

ニューキノロン系薬

代表的な先発薬

クラビット

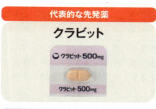

そのほかの薬

先発薬
- オゼックス
- シプロキサン
- スオード
- タリビッド
- バクシダール

ジェネリック
- オフロキサシン
- シプロフロキサシン
- ノルフロキサシン

代表的なジェネリック医薬品

レボフロキサシン

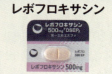

肝臓 胆のう 膵臓 [胆石 胆のう炎 胆管炎]

特徴
» 感染症を引き起こす細菌のDNA複製を阻害する、ニューキノロン系経口抗菌製剤
» 皮膚・呼吸器・泌尿器・婦人科・眼科・耳鼻科・歯科感染症など広範囲の感染症治療に使用

禁忌
» 腎機能障害、心疾患やてんかんなどのけいれん性疾患または既往歴がある人

副作用
» ［重大］アナフィラキシー様症状（P282参照）、中毒性表皮壊死症（P287参照）、皮膚粘膜眼症候群（P287参照）、けいれん、急性腎不全など
» ［そのほか］めまい、吐き気、不眠など

肝臓・胆のう・膵臓

膵炎の薬

膵臓は、脂肪などを分解する消化酵素や、血糖値を調節するインスリンを分泌する重要な臓器です。大量の飲酒などによってタンパク質を分解する酵素（トリプシン）が活性化すると、膵臓自身を溶かし始め炎症が起こります。これを膵炎といいます。

ポイント1 急性膵炎が重症化すると全身に障害が出てくる

急性膵炎になると、上腹部に激しい痛みが起こります。重症になると、腎臓・肝臓・肺・心臓などに障害が出てきます。急性膵炎の原因で最も多いのが、「飲酒」です。普段から適量以上にお酒を飲んでいる人が、さらに大量に飲むことで起こります。また、膵管と胆管は十二指腸の近くで合流しているため、胆石が合流部分の近くに詰まると膵液が流れにくくなって急性膵炎が起こることもあります。

ポイント2 慢性膵炎になると糖尿病などの病気を発症する

膵臓の炎症が長く続いて慢性膵炎になると、膵石やのう胞ができたり、膵臓が線維化・石灰化したりします。持続的な腹痛、食欲不振、全身倦怠感、体重減少、下痢などが特徴です。膵臓が障害されると、栄養素を分解する消化酵素が十分に分泌されなくなります。また、血糖値を下げるインスリンが分泌されなくなるため、糖尿病を発症します。

タンパク分解酵素阻害薬

代表的な先発薬
フオイパン

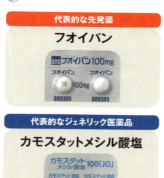

代表的なジェネリック医薬品
カモスタットメシル酸塩

肝臓 胆のう 膵臓〔膵炎〕

特徴
- 慢性膵炎、術後逆流性食道炎の治療薬
- 膵臓の炎症による腹痛、吐き気、お腹の張り、背中の痛みをやわらげ、血中・尿中のアミラーゼ値を改善する

禁忌
- 本剤の成分に対し過敏症など既往歴のある人

副作用
- [重大] アナフィラキシー様症状（P282参照）、血小板減少、肝機能障害、黄疸（P283参照）、高カリウム血症
- [そのほか] 発疹、かゆみ、吐き気、腹部不快感、下痢など

注意
- 胃液の逆流による術後逆流性食道炎には効果が期待できない
- 絶食など食事制限のある重症の慢性膵炎患者は使わないこと

消化器

機能性胃腸症・胃食道逆流症の薬

機能性胃腸症はストレスによって胃の痛みや胸やけを起こす病気、胃食道逆流症は胃の入り口に不具合が生じて胃の内容物が逆流する病気です。ともに近年患者の数が増加しています。どちらもはっきりと目に見える症状があるわけではなく、発見しづらい病気といえます。

ポイント1 胃の動きの低下や知覚過敏のために胃の症状が起こる機能性胃腸症

　機能性胃腸症は、内視鏡検査などで胃に潰瘍やがんなどが見つからないのに、胃もたれや胃痛を感じることをいいます。「胃の上部が拡がらないために食べ物が少ししか食べられない」「胃腸が胃酸に過敏になって、みぞおちのあたりが焼けるように痛む」「蠕動運動が弱いために、胃の中に食べ物が滞って胃もたれが起こる」などの症状が見られます。

ポイント2 ゆるくなった胃の入り口から胃液などが逆流する胃食道逆流症

　胃食道逆流症は、「胃の入り口の括約筋がゆるんで、胃の中のものが逆流する」「胃の中の胃酸分泌が過敏になって、食道に逆流する」「食道が酸に過敏になって、痛みを感じやすくなる」ことなどが原因で起こります。これらは、食道の括約筋の働きが衰えた高齢者のほか、「早食い」「暴飲暴食」「ストレス」で胃酸の分泌量の多い人や、胃が圧迫されやすい肥満の人によく見られます。

健胃薬

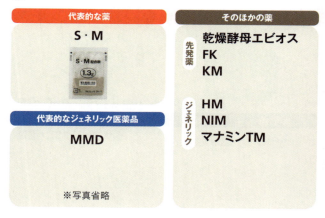

代表的な薬
S・M

代表的なジェネリック医薬品
MMD
※写真省略

そのほかの薬

先発薬
乾燥酵母エビオス
FK
KM

ジェネリック
HM
NIM
マナミンTM

消化器（機能性胃腸症・胃食道逆流症）

特 徴
» 食欲不振、胃の不快感、胃もたれ、吐き気、嘔吐などに適用される

禁 忌
» 透析患者、ナトリウム摂取制限、高カルシウム血症、甲状腺機能低下症、副甲状腺機能亢進症

副作用
» 腎結石、発疹など
» 長期服用で高マグネシウム血症、尿路結石、大量投与で下痢

注 意
» 大量の牛乳やカルシウム薬（P231参照）との併用によって、高カルシウム血症が現れることがある

『MMD』吉田製薬株式会社

胃腸機能調整薬

代表的な先発薬
ガナトン

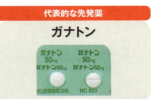

代表的なジェネリック医薬品
イトプリド塩酸塩

※写真省略

そのほかの薬

先発薬
- ガスモチン
- ナウゼリン
- プリンペラン

ジェネリック
- トリメブチンマレイン酸塩
- ドンペリドン
- モサプリドクエン酸塩

特徴
» 消化管の運動を調節する
» 嘔吐をおさえる作用がある

禁忌
» 褐色細胞腫、消化管出血、穿孔、機械的イレウス

副作用
» ［重大］アナフィラキシー様症状（P282参照）、悪性症候群（P282参照）、意識障害、肝障害
» ［そのほか］錐体外路症状（P286参照）、口の渇き、下痢、頭痛、めまい、眠気、血圧降下、動悸、排尿障害など

消化器

胃潰瘍の薬

胃酸の量が増えるなどして粘膜が傷つくと、胃酸が胃の壁を直撃し傷ついた部分に「胃潰瘍」ができます。胃潰瘍になると、みぞおちのあたりに刺すような痛みを感じるようになりますが、高齢者は痛みを感じにくいために重症化しやすく、吐血や下血（黒い便）で気づくこともあります。

消化器〔胃潰瘍〕

ポイント1 **胃潰瘍の最大の原因はピロリ菌**

　現在、胃潰瘍の最大の原因とされるのは「ピロリ菌の感染」で、7割以上を占めるといわれています。ピロリ菌は、強い酸を避けて胃の粘膜の中にすみつきます。子どものころに感染し、何十年も生き続けていることも。ピロリ菌が少しずつ胃粘膜を溶かして慢性的な炎症を起こすために、胃潰瘍が起こりやすくなります。

ポイント2 **薬剤が原因で胃潰瘍が起こることがある**

　薬剤が胃潰瘍の原因となる場合もあります。代表的なものは、アスピリン、インドメタシン、イブプロフェンなどの鎮痛薬に含まれる「NSAIDs（非ステロイド性抗炎症薬）」です。NSAIDsは、痛みを起こすプロスタグランジンの働きをおさえることで炎症をおさえる薬です。プロスタグランジンは胃粘膜の分泌を促進する働きもするため、その働きまでおさえられると、胃潰瘍が起こりやすくなります。

プロトンポンプ阻害薬

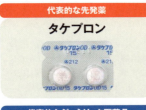

代表的な先発薬
タケプロン

代表的なジェネリック医薬品
オメプラゾール

そのほかの薬

先発薬
- オメプラール
- オメプラゾン
- タケキャブ
- ネキシウム
- パリエット

ジェネリック
- タピゾール
- ラベプラゾールNa
- ランソプラゾール

特徴
» 胃潰瘍・十二指腸潰瘍などの消化性潰瘍、逆流性食道炎などに使われる
» 胃酸分泌にかかわるプロトンポンプの働きを阻害して、胃酸分泌をおさえる
» 穿孔する危険の大きい深掘れ潰瘍や、吐下血をきたした出血性潰瘍、H_2ブロッカー抵抗性潰瘍などの第一選択薬とされる

禁忌
» 抗HIV薬であるアタザナビル硫酸塩の投与中

副作用
» ［重大］アナフィラキシー（P282参照）、顆粒球減少、貧血
» ［そのほか］発疹、潰瘍、便秘、下痢、口の渇き、頭痛、眠気、発熱、中性脂肪値・尿酸値の上昇など

H₂受容体拮抗薬（H₂ブロッカー）

代表的な先発薬

ガスター※

ガスター20mg

代表的なジェネリック医薬品

ファモチジン

ファモチジンOD10mg

そのほかの薬

先発薬

アシノン
アルタット
カイロック
タガメット
プロテカジン

ジェネリック

シメチジン
ニザチジン
ラフチジン
ロキサチジン酢酸

消化器（胃潰瘍）

特　徴

» 胃粘膜の壁の細胞のヒスタミンH₂受容体に拮抗して働いて、胃酸分泌をおさえる

» 胃酸分泌抑制効果はプロトンポンプ阻害薬より劣るが、胃潰瘍治療の主流のひとつ

» 逆流性食道炎や、急性・慢性胃炎の急性増悪期にも使われる

副作用

» ［重大］ショック、アナフィラキシー様症状（P282参照）、便秘、肝障害、下痢、腹部膨満、全身倦怠、徐脈（P285参照）

注　意

» 投薬によって胃がんの症状を隠すことがあるので注意する

※23年9月以降流通の製品写真

151

抗コリン薬

代表的な先発薬

ブスコパン錠

代表的なジェネリック医薬品

ブチルスコポラミン臭化物

そのほかの薬

先発薬
- セスデン
- ダイピン
- ダクチル
- プロ・バンサイン

ジェネリック
- チメピジウム臭化物

特徴
- » 胃液分泌を抑制する
- » けいれんをおさえる

禁忌
- » 緑内障、前立腺肥大による排尿障害、重い心疾患、まひ性イレウス（P288参照）

副作用
- » ［重大］肝障害、黄疸（P283参照）
- » ［そのほか］口の渇き、悪心、嘔吐、眼調節障害、排尿障害、めまい、動悸、発疹、倦怠感、心悸亢進、顔面紅潮など

制酸剤

消化器（胃潰瘍）

代表的な先発薬
ミルマグ

そのほかの薬
先発薬
- 乾燥水酸化アルミニウムゲル
- 合成ケイ酸アルミニウム
- 重曹
- 炭酸水素ナトリウム
- 沈降炭酸カルシウム※

代表的なジェネリック医薬品
炭カル

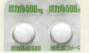

特徴
- 薬効は即効性で、胃・十二指腸潰瘍、急性胃炎や機能性ディスペプシア（P284参照）などの急性期に用いられる
- 制酸作用、粘膜保護作用がある
- マグネシウム製剤、アルミニウム製剤、その配合物などによって、胃酸分泌を抑制する

禁忌
- ナトリウム摂取制限者、甲状腺機能低下症、副甲状腺機能亢進症、透析患者

副作用
- 便秘、悪心、嘔吐、尿路血症、抗カルシウム血症、アルミニウム尿症、アルミニウム骨症、高マグネシウム血症、下痢、口の渇き、食欲不振など

『炭カル』旭化成ファーマ株式会社
※制酸剤としては先発薬

防御因子増強薬

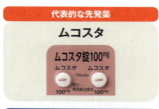

代表的な先発薬	そのほかの薬
ムコスタ	先発薬: アルサルミン / ガストローム / ガスロンN / キャベジンU / セルベックス
代表的なジェネリック医薬品 レバミピド	ジェネリック: アズレン / アルジオキサ / テプレノン / ポラプレジンク

特徴
» 胃粘膜を保護する
» 胃粘膜の傷ついた組織を修復する
» 胃の粘液の分泌を促進する

禁忌
» 透析患者など

副作用
» ［重大］ショック、アナフィラキシー様症状（P282参照）、肝障害、黄疸（P283参照）
» ［そのほか］便秘、下痢、発疹、かゆみ、胸部圧迫感

※ムコスタには透析患者の禁忌なし

ピロリ菌（ヘリコバクター・ピロリ）除菌薬

代表的な薬	そのほかの薬
ボノサップ	先発薬 ボノピオン ラベキュア ラベファイン

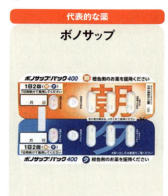

特徴
» ピロリ菌を除菌するための3種の薬剤の1日服用分を1シートに包装。7日間服用する

禁忌
» 上記3つの薬剤に過敏症のある人、伝染性単核球症の人、肝障害・腎障害のある人で痛風発作治療薬のコルヒチン（P110参照）を投与中の人、高度の腎障害のある人

副作用
» ［重大］アナフィラキシー（P282参照）、腎不全、重い不整脈、間質性肺炎、横紋筋融解症（P283参照）
» ［そのほか］軟便、下痢、腹痛、吐き気、出血傾向、発疹

消化器（胃潰瘍）

消化器

便秘（べんぴ）の薬

3日以上排便がなかったり、3日が経過する以前に排便があっても腹痛や腹部膨満などの不快な症状があったりすることを「便秘」といいます。高齢になると、腸の動きが悪くなったり、腸管の水分が少なくなってきたりして、便秘になりやすくなります。

ポイント1　生活習慣が原因で起こる便秘

便秘のほとんどは、不適切な食事内容や運動不足、ストレスなどが原因で起こります。生活習慣が原因で起こる便秘は、食事をとる量が少ない、脱水、筋力の低下、便意を我慢する習慣などで起こる「弛緩性便秘」、精神的ストレスで腸の緊張が異常に高まって起こる「けいれん性便秘」、便は直腸に下りてきているのに、腹筋力の低下や下剤の乱用で便意がなくなって起こる「直腸性便秘」に分けられます。

ポイント2　ほかの病気や薬が原因で起こる便秘

便秘のかげに、大腸がん、腸管狭窄・閉塞などの重大な病気が隠れていることがあります。「たかが便秘」とあなどらないで、全身の検査を受けるようにしてください。また、飲んでいる薬によって便秘が起こることもあります。高齢者の便秘は、悪化すると腸閉塞などの危険な病気につながることもあるので、医師に相談しましょう。

浸透圧性下剤

代表的な先発薬
モビコール

代表的なジェネリック医薬品
マグミット

そのほかの薬

先発薬
酸化マグネシウム※
硫酸マグネシウム

ジェネリック
酸化マグネシウム※
人工カルルス塩
ビーマス

消化器（便秘）

特徴
» 腸の中に水分を集めて便をやわらかくして、便通を促進する
» 習慣性になりにくいので、一般に便秘治療の第一選択薬とされる

禁忌
» 過敏症の既往、腸閉塞、腸管穿孔、重症の炎症性腸疾患、急性腹症、重症硬結便など

副作用
» ［重大］（マグネシウムを含む薬剤）高マグネシウム血症、マグネシウム中毒（血圧降下、中枢神経抑制など）
» ［そのほか］下痢など

注意
» マグネシウムを含むものは、腎障害の人はとくに注意する

※酸化マグネシウムには先発薬とジェネリック薬が存在する

大腸刺激性下剤

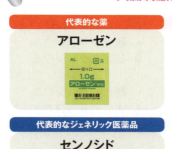

代表的な薬
アローゼン

代表的なジェネリック医薬品
センノシド
※プルゼニドのジェネリック医薬品

そのほかの薬

先発薬
- アジャストA
- センナ
- プルゼニド
- ラキソベロン

ジェネリック
- スナイリン
- ピコスルファートNa
- ヨーデルS

特徴
- センナ、ダイオウ、アロエなどの生薬に含まれる配糖体を原料にした下剤
- 大腸粘膜を刺激して排便を促す作用が強いが、習慣性になりやすい
- 連用すると大腸の壁に色素が沈着して大腸黒皮症になる

禁忌
- 骨盤内充血をきたすので、痔疾患患者、骨盤内臓器の炎症時などは通常禁忌

副作用
- 腹痛、悪心・嘔吐、発疹、腹鳴、着色尿、大腸黒皮症など

坐剤

代表的な先発薬

新レシカルボン

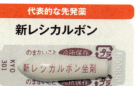

代表的なジェネリック医薬品

ビサコジル※

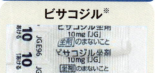

そのほかの薬

テレミンソフト（先発薬）

消化器（便秘）

特徴
» 腸内で炭酸ガスを発生させて、腸の運動を亢進させることによって排便を促す

副作用
» ［重大］ショック（顔面蒼白、呼吸困難など）
» ［そのほか］軽度の刺激感、下腹部痛、不快感、下痢、残便感

注意
» 顔色が青白くなったり、呼吸困難になったり、血圧が急に下がったりしたときは、薬をやめてすぐに受診する
» 坐剤が外に出ることがあるので、排便があるまで激しい運動は控える

※ビサコジルはテレミンソフトのジェネリック

慢性便秘症治療薬

代表的な先発薬	そのほかの薬
グーフィス **アミティーザ**	なし

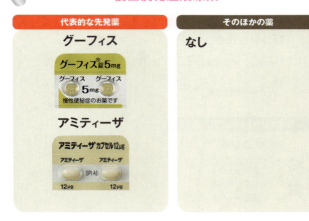

特 徴
» グーフィスは、胆汁酸トランスポーター阻害剤。アミティーザは、小腸液の分泌を増加する。それぞれ、作用機序（仕組み）は異なるが、腸内の水分量を増加させて便通を促すという点は共通

禁 忌
» 過敏症の既往、腸閉塞、腫瘍、ヘルニアなどによる腸閉塞、腸管穿孔、重度の炎症性腸疾患など

副作用
» ［重大］アナフィラキシー（P282参照）、ショック、腹痛、下痢
» ［そのほか］ほてり、口渇、頭痛、じんましん、貧血

注 意
» 漫然と持続しない
» 重篤な肝障害のある患者は効果が期待できない場合がある

※上記の禁忌、副作用、注意は一部の慢性便秘症治療薬に見られるもの。

浣腸剤

代表的な先発薬

グリセリン

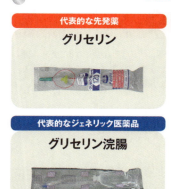

代表的なジェネリック医薬品

グリセリン浣腸

そのほかの薬

なし

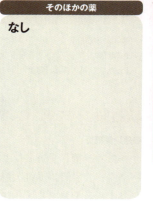

消化器〔便秘〕

特徴
» 浣腸液の調剤に用いる

禁忌
» 悪心・嘔吐、腹痛、腸管内出血、腹腔内炎症、腸管穿孔、全身衰弱、腸の手術後

副作用
» 発疹、腹痛、血圧変動など

消化器

下痢の薬

便の水分が増えて、軟便や泥状の便、水のような便になることを、排便の回数と関係なく「下痢」といいます。腸管での水分吸収が悪くなったり、腸の蠕動運動が活発になり過ぎたりすることで起こります。

ポイント1 下痢を起こす病気はこんなにある

●感染性腸炎

サルモネラ菌、腸炎ビブリオ、黄色ブドウ球菌、カンピロバクター、腸管出血性大腸菌によるものが多く、冬にはノロウイルスやロタウイルスによる下痢が多くなります。

●虚血性腸炎

大腸粘膜に炎症や潰瘍ができ、左下腹部の激しい痛みと下痢、下血が急激に起こります。腸の動脈硬化で血流が悪くなっているところに、便秘などが誘因となって腸管の内圧が高くなることで起こります。

●炎症性腸疾患

寛解期と再燃期が何年も繰り返され、炎症によって下痢や腹痛、粘血便などが起こる「潰瘍性大腸炎」と、炎症が深部におよぶ「クローン病」とがあります。

●過敏性腸症候群

ストレスで自律神経のリズムが乱れ、腸の働きに影響して下痢や便秘などが起こります。

腸運動抑制薬

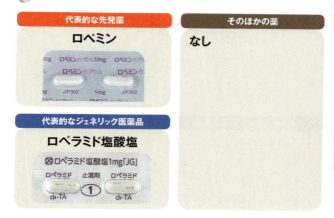

代表的な先発薬
ロペミン

そのほかの薬
なし

代表的なジェネリック医薬品
ロペラミド塩酸塩

消化器（下痢）

特徴
- » オピオイド受容体に作用して腸管の運動と分泌を抑制する
- » 下痢を止める作用がある

禁忌
- » 抗菌剤に起因する偽膜性大腸炎、出血性大腸炎、細菌性下痢には用いない

副作用
- » ［重大］イレウス（腸閉塞）（P283参照）、巨大結腸（P284参照）、ショック
- » ［そのほか］発疹、肝機能異常、腹部膨満、悪心、嘔吐、口の渇き、眠気、めまい、発汗など

注意
- » 腹痛、便秘、発熱、呼吸困難などが起こったら、すぐに受診

殺菌剤

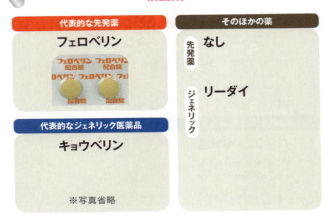

特徴
» 下痢を止める作用、抗菌作用、腸管の蠕動をおさえる作用、腸粘膜を保護する作用がある

禁忌
» 出血性大腸炎

副作用
» 便秘、発疹。副作用はほとんどない

活性化生菌製剤

消化器（下痢）

代表的な先発薬

ビオスリー

ビオスリー配合錠

ビオスリー　ビオスリー　ビオスリー

TK03　　TK03　　TK03

そのほかの薬

先発薬
アタバニン
ビオスミン
ビオフェルミン（散剤）
ミヤBM
ラックビー

ジェネリック
ビオフェルミン（錠剤）
ビオフェルミンR
ラクトミン
レベニンS

代表的なジェネリック医薬品

ラックビーR

ラックビーR散
1g

特　徴

» 腸内で乳酸菌を増殖させて腸内菌叢を正常化させる

» 腸内菌叢の異常によって起こる症状（便秘、下痢など）を改善する

» 急性腸炎や慢性腸炎などにも用いられる

副作用

» ［そのほか］軟便、腹部膨満、発疹、じんましん、かゆみ、せき、喘鳴、嘔吐など

炎症性腸疾患治療薬

代表的な先発薬

アサコール

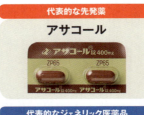

代表的なジェネリック医薬品

メサラジン

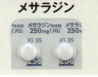

そのほかの薬

先発薬
- サラゾピリン
- ゼンタコート
- ペンタサ
- リアルダ
- レクタブル

ジェネリック
- サラゾスルファピリジン
- ステロネマ
- プレドネマ

特徴
» 潰瘍性大腸炎とクローン病に使われる
» 炎症細胞から放出される活性酸素を消去して、炎症の進展と組織障害を抑制する
» アサコールは腸に到達してから成分を放出するように設計されている

禁忌
» 重い肝・腎障害、サリチル酸類過敏症

副作用
» ［重大］心筋炎（P286参照）、心膜炎（P286参照）、腎不全、肝炎、ネフローゼ症候群
» ［そのほか］腹痛、下痢、腹部膨満、悪心、頭痛、吐き気・嘔吐、肝機能異常、発疹など

過敏性腸症候群治療薬（副交感神経遮断薬）

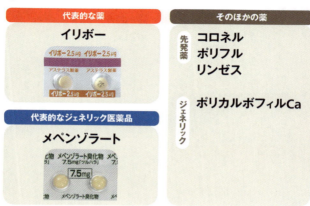

代表的な薬: イリボー

代表的なジェネリック医薬品: メペンゾラート

そのほかの薬
- 先発薬: コロネル、ポリフル、リンゼス
- ジェネリック: ポリカルボフィルCa

消化器（下痢）

特徴
» 腸管のけいれんや腹痛をおさえる

禁忌
» 緑内障、前立腺肥大による排尿障害、重い心疾患、まひ性イレウス（P288参照）

副作用
» 眼調節障害、めまい、頭痛、口の渇き、過敏症、排尿障害、眠気、悪心・嘔吐、腹部膨満、便秘など

その他
» 自動車の運転は控える

過敏性腸症候群治療薬（ラモセトロン塩酸塩）

代表的な薬	そのほかの薬
イリボー	なし

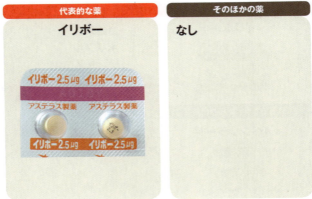

特徴
- » 下痢型過敏性腸症候群に用いられる
- » 下痢、腹痛を改善する

副作用
- » ［重大］ショック、アナフィラキシー（P282参照）、虚血性大腸炎、重い便秘

注意
- » 臨床成績では、女性が飲んだ場合副作用の発現率が高いため、女性の場合は注意が必要

過敏性腸症候群治療薬（腸管内水分バランス調整薬）

代表的な先発薬

コロネル

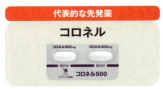

代表的なジェネリック医薬品

ポリカルボフィルCa

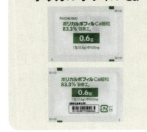

そのほかの薬

先発薬 **ポリフル**

消化器〔下痢〕

特 徴
» 胃酸でポリカルボフィルとなり、小腸や大腸で高い吸水性を発揮する。水を吸って膨らみ、ゲル化することで、消化管内の水分を保ち、動きを滑らかにする
» 排便量を多くするが、下痢抑制作用がある

副作用
» 発疹、掻痒感、嘔気・嘔吐、口渇、腹部膨満など

呼吸器

風邪・インフルエンザの薬

風邪症候群もインフルエンザも、鼻からのどにかけての空気の通り道（上気道）にウイルスが感染して起こる病気です。高齢者や心臓・肺などに持病のある人は、適切な処置をとらないと、肺炎や気管支炎を合併して重症化することもあります。
※新型コロナウイルス感染症についてはP043〜の巻頭特集を参照

ポイント1 風邪の症状が長引くときは、すぐに病院へ

　風邪の症状は、くしゃみ、鼻水、鼻づまり、のどの痛み、せき、たんなどの上気道の粘膜の症状のほかに、頭痛や発熱、全身の倦怠感が出ることもあります。普通の風邪は1週間ほどで治りますが、1週間以上しても治らないときや症状が重いときは、すぐに内科や呼吸器科で診察を受けてください。高齢者や、心臓病、脳卒中、高血圧、糖尿病、慢性呼吸器疾患などの持病のある人は注意が必要です。

ポイント2 インフルエンザは全身症状が強く、命にもかかわる

　最近では高病原性鳥インフルエンザなど、新型のインフルエンザが登場しています。インフルエンザは、38度以上の高熱や、頭痛、倦怠感、筋肉痛・関節痛、悪寒などの全身症状が強く出ます。高齢者や心臓疾患、肺疾患、糖尿病などの持病のある人は重症化することがあり、命の危険も出てくるので、予防接種を受けることをおすすめします。

解熱・鎮痛薬（NSAIDs以外）

代表的な先発薬

カロナール

そのほかの薬

先発薬
アセトアミノフェン
ピレチノール
アルピニー（坐剤）
アンヒバ（坐剤）

代表的なジェネリック医薬品

アセトアミノフェン

呼吸器「風邪・インフルエンザ」

特徴
» 最近は、解熱・鎮痛にはNSAIDsではなく抗炎症作用の少ない
　アセトアミノフェンを使用することが多い
» 新型コロナウイルス感染症の治療※にも用いられている

禁忌
» 消化性潰瘍、重篤な肝・腎障害、重篤な心不全、アスピリン
　ぜんそく（P282参照）

副作用
» ［重大］ショック、劇症肝炎、皮膚粘膜眼症候群（P287参照）、中
　毒性表皮壊死症（P287参照）、ぜんそく発作、顆粒球減少症など
» ［そのほか］悪心、嘔吐、食欲不振など

注意
» 総合感冒薬、市販薬などにも含まれるため過量となりがち

※効能および効果は急性上気道炎の解熱・鎮痛としてのもの。

解熱・鎮痛薬（NSAIDs エヌセイズ）

代表的な先発薬
ロキソニン

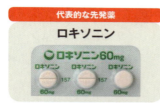

代表的なジェネリック医薬品
ジクロフェナクNa

そのほかの薬

先発薬
- アスピリン
- ブルフェン
- ボルタレン
- ポンタール

ジェネリック
- イブプロフェン
- プラノプロフェン
- ロキソプロフェンNa

特徴
» 対症療法薬であり、炎症や熱、痛みを根本的に治す薬ではない

禁忌
» 消化性潰瘍、重い血液・肝・腎障害、心不全、アスピリンぜんそく（P282参照）など

副作用
» ［重大］ショック、アナフィラキシー様症状（P282参照）、消化管出血、消化管穿孔、肝障害、急性腎不全、うっ血性心不全など
» ［そのほか］過敏症、腹痛、胃不快感、眠気、むくみなど

注意
» 心不全、完全房室ブロック、徐脈（P285参照）、頭痛、めまい、倦怠感

総合感冒薬

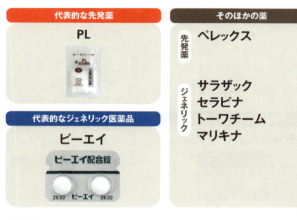

代表的な先発薬: PL

代表的なジェネリック医薬品: ピーエイ

そのほかの薬
- 先発薬: ペレックス
- ジェネリック: サラザック、セラピナ、トーワチーム、マリキナ

呼吸器「風邪・インフルエンザ」

特徴
» 頭痛、発熱、鼻づまり、鼻水、せき、たん、筋肉痛などの風邪の症状に対する対症療法薬

禁忌
» アスピリン、バファリンなどのサリチル酸系薬、フェノチアジン系薬に過敏症のある人、消化性潰瘍、アスピリンぜんそく（P282参照）、昏睡状態、緑内障、前立腺肥大症など

副作用
» ［重大］ショック、アナフィラキシー様症状（P282参照）、中毒性表皮壊死症（P287参照）、ぜんそく発作の誘発、間質性肺炎、劇症肝炎、緑内障など
» ［そのほか］眠気、口の渇き、胃腸障害、過呼吸、発疹、肝機能障害など

鎮咳薬

代表的な先発薬
メジコン

代表的なジェネリック医薬品
デキストロメトルファン

そのほかの薬

先発薬
- アストミン
- アスベリン
- コルドリン
- フスタゾール
- レスプレン

ジェネリック
- ジメモルファンリン酸塩
- デキストロメトルファン
- ペントキシベリンクエン酸塩

特徴
» 風邪や急性・慢性の気管支炎、気管支拡張症、肺炎、肺結核などのせきを鎮める

禁忌
» MAO（マオ）阻害薬（P282参照）投与中（セロトニン症候群［P286参照］のおそれがあるため）

副作用
» ［重大］呼吸抑制、ショック、アナフィラキシー様症状（P282参照）
» ［そのほか］眠気、めまい、頭痛、不眠、便秘、食欲不振などの胃腸障害、過敏症など

注意
» 息苦しい、息切れ、頭痛、じんましん、眼や口唇のまわりの腫れなどが見られたときはすぐに受診

去痰剤（気道粘液溶解・修復薬）

代表的な先発薬

ムコダイン

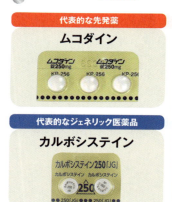

そのほかの薬

なし

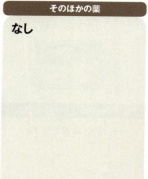

代表的なジェネリック医薬品

カルボシステイン

特徴
» 気道の粘液を調整して粘膜を正常化して痰を予防する
» 気道の分泌液を増加させてたんを予防する

禁忌
» 本剤に対して過敏症を起こしたことのある人

副作用
» ［重大］ショック、アナフィラキシー様症状（P282参照）
» ［そのほか］食欲不振、腹痛、下痢、発疹、悪心、頭痛など

注意
» 去痰剤の一部には肝障害・心障害のある人は肝機能の悪化や心不全の報告があるので、副作用に注意する

呼吸器（風邪・インフルエンザ）

抗インフルエンザウイルス薬

代表的な薬

ゾフルーザ

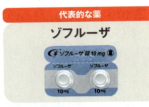

そのほかの薬

先発薬: イナビル、タミフル、リレンザ

代表的なジェネリック医薬品

オセルタミビル

※写真省略

特徴
» A型・B型のインフルエンザに強力な作用をもつ
» イナビルは高病原性鳥インフルエンザにも有効

禁忌
» タミフル、リレンザは、10歳未満の未成年者は原則として使用禁止

副作用
» [重大] ショック、アナフィラキシー様症状（P282参照）、肺炎、肝障害、中毒性表皮壊死症（P287参照）
» [そのほか] 腹痛、下痢、嘔吐、便の異常、頭痛、傾眠（けいみん）（P284参照）

注意
» タミフル、リレンザは異常行動が現れることがあるので、服用後は1人にしないようにする

呼吸器

肺炎の薬

肺炎は、気管支の先の肺胞に細菌やウイルスが感染して、炎症を起こす病気です。初期の肺炎は風邪と間違われやすいですが、風邪よりも重い発熱やせきが出て、息苦しさや胸の痛みが起こります。高齢者や持病をもっている人は重症化して、命にかかわる危険があります。

ポイント1 高齢者は肺炎が起こりやすく、重症化しやすい

肺炎が起こりやすく重症化しやすいのは、高齢者や、ぜんそく、慢性閉塞性肺疾患（COPD）、心臓病、糖尿病、脳血管障害などの慢性病、ステロイド薬などの持病薬を飲んでいる人です。高齢になるほど死亡率が高くなり、85歳以上の肺炎での死亡率は若年者の1,000倍といわれています。

ポイント2 高齢者はワクチンと口腔ケアで肺炎を予防する

肺炎には、普段の生活でかかる「市中肺炎」と医療機関でかかる「院内肺炎」とがあり、病原菌が異なります。市中肺炎で多いのは、肺炎球菌とインフルエンザウイルスです。高齢者は肺炎球菌ワクチンを5年に1度、インフルエンザワクチンを毎年接種することをおすすめします。ほかに高齢者に多いのは、口や胃の中の細菌が、唾液や胃液と一緒に肺に流れ込んで起こる「嚥下性肺炎」です。口腔ケアに予防効果があるので、普段から習慣づけましょう。

呼吸器〔肺炎〕

ペニシリン系薬

代表的な先発薬

オーグメンチン

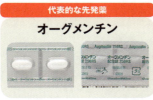

そのほかの薬

先発薬
- サワシリン
- ビクシリン
- ペングッド
- ユナシン

ジェネリック
- ワイドシリン

代表的なジェネリック医薬品

アモキシシリン

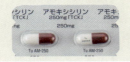

特徴
» ペニシリン系薬は、肺炎球菌に対する第一選択薬
» インフルエンザ菌（P283参照）にも効果がある

禁忌
» 伝染性単核症。本剤によってショックを起こしたことのある人

副作用
» ［重大］ショック、アナフィラキシー様症状（P282参照）、皮膚粘膜眼症候群（P287参照）、急性腎不全、間質性腎炎（P283参照）、出血性大腸炎など
» ［そのほか］下痢、胃不快感、過敏症、貧血など

注意
» 近年、ペニシリン耐性肺炎球菌が出現して、問題になっている
» ビタミンK欠乏による出血傾向が高齢者に現れることがある

『オーグメンチン』グラクソ・スミスクライン株式会社

セフェム系薬

代表的な先発薬

フロモックス

そのほかの薬

先発薬:
オラセフ
セファレキシン
セフジニル
トミロン
バナン
メイアクトMS

ジェネリック:
セフジトレンピボキシル
セフポドキシムプロキセチル

代表的なジェネリック医薬品

セフカペンピボキシル塩酸塩

呼吸器（肺炎）

特徴
» フロモックス、メイアクトMSは肺炎球菌に対し効果が強力
» ペニシリン耐性肺炎球菌に対して抗菌作用に優れ、インフルエンザ菌にも強い

禁忌
» 本剤や本剤に含まれる成分で、過去にショックを起こした人

副作用
» ［重大］ショック、アナフィラキシー様症状（P282参照）、急性腎不全、肝障害
» ［そのほか］発疹、下痢、胃不快感、吐き気、好酸球増加、顆粒球減少

注意
» ビタミンK欠乏による出血傾向が高齢者に現れることがある

マクロライド系薬

代表的な薬
ルリッド

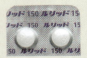

そのほかの薬

先発薬
エリスロシン
クラリス
ジスロマック

ジェネリック
アジスロマイシン
エリスロマイシン
クラリスロマイシン

代表的なジェネリック医薬品
ロキシスロマイシン

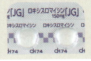

特徴
» マクロライド系薬は、マイコプラズマ、クラミジア、レジオネラに対しては第一選択薬
» 高齢者に対しても安全性が高いといわれる抗菌薬

禁忌
» 本剤の成分で過敏症になったことのある人

副作用
» [重大] ショック、アナフィラキシー様症状 (P282参照)、間質性肺炎、急性腎不全、中毒性表皮壊死症 (P287参照)、肝炎
» [そのほか] 発疹、下痢、腹痛、悪心、ヘモグロビン減少

注意
» 高度の肝機能障害がある高齢者には慎重に投与する
» 服用をやめて数日後でも副作用が現れることがある

※ルリッドのジェネリックはロキシスロマイシン。

ニューキノロン系薬

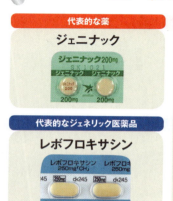

代表的な薬: ジェニナック

代表的なジェネリック医薬品: レボフロキサシン

そのほかの薬
- 先発薬: アベロックス、オゼックス、グレースビット、スオード、ラスビック
- ジェネリック: シタフロキサシン、シプロフロキサシン

特徴
- » ジェニナックとアベロックスは肺炎球菌の第一選択薬
- » ペニシリン系薬などほかの抗菌薬に耐性のある肺炎球菌にも強い効果がある
- » 呼吸器感染症の原因として重要なマイコプラズマ、クラミジア、レジオネラなどに対する抗菌活性も強く、呼吸器と尿路感染症によく利用される

禁忌
- » キノロン系抗菌薬に対する過敏症

副作用
- » ［重大］ショック、アナフィラキシー様症状（P282参照）、皮膚粘膜眼症候群（P287参照）、徐脈（P285参照）、偽膜性大腸炎、肝障害、低血糖
- » ［そのほか］悪心、嘔吐、食欲不振、下痢、頭痛、めまい

呼吸器（肺炎）

テトラサイクリン系薬

代表的な先発薬
アクロマイシン

omycinV50 AchromycinV50 Achro

50mg アクロマイシンV50mg AchromycinV50mg

KY10　50mg　KY10　50mg　KY1

そのほかの薬
先発薬
ビブラマイシン
ミノマイシン
レダマイシン

代表的なジェネリック医薬品
ミノサイクリン塩酸塩

※写真省略

特徴
» ミノマイシンはインフルエンザ菌（P283参照）に対する第一選択薬
» 肺炎球菌には耐性菌が多いが、クラミジア肺炎を起こす菌には強力な効果がある

禁忌
» テトラサイクリン系薬過敏症

副作用
» ［重大］ショック、アナフィラキシー様症状（P282参照）
» ［そのほか］発疹、めまい、頭痛、腹痛、悪心、食欲不振、胃腸障害、嘔吐、下痢、倦怠感、舌炎など

呼吸器

COPDの薬
シー オー ピー ディー

肺の中で酸素と二酸化炭素のガス交換をしにくくなったり、気管支が狭くなって空気が通りにくくなったりした状態を、COPD（慢性閉塞性肺疾患）といいます。日本にはCOPDの患者が約500万人いると考えられ、症状がひどくなると在宅酸素療法が必要になります。

ポイント1 せき、たん、動いたときに息切れする中高年はCOPDを疑う

　COPDは、長年の喫煙や大気汚染などによって有害物質を肺の中に吸い込み、肺に炎症が生じることで起こります。せきやたん、坂道を歩いたり階段を上り下りしたりするときに息切れする「労作性呼吸困難」などが症状の特徴です。高血圧、心不全、糖尿病、骨粗しょう症、うつ病などの全身の病気とも関係が深く、相互に悪化させていくことがわかっています。風邪をひくと症状が悪化します。

ポイント2 治療は禁煙が第一

　治療は禁煙が基本です。一度失われた肺機能は改善しません。喫煙によって肺機能が極端に失われると、さらに症状が悪化してしまいます。「受動喫煙」でもCOPDの発症率が高くなりますから、職場や家庭内での禁煙につとめましょう。どうしてもたばこをやめられない人は、「禁煙外来」などに相談をするのもよいでしょう。

呼吸器（COPD）

テオフィリン薬

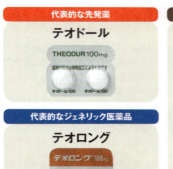

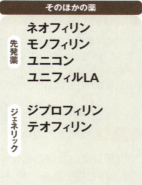

特徴
» 気管支拡張作用に加えて、抗炎症作用もある
» COPDで活性が低下するヒストン脱アセチル化酵素（ステロイド薬の効き目をよくする酵素）の活性をよくする
» 脳の呼吸中枢を刺激する作用がある

禁忌
» テオフィリン系の薬に対する重い副作用の既往のある人

副作用
» ［重大］けいれん、意識障害、急性脳症、横紋筋融解症（P283参照）、消化管出血など
» ［そのほか］悪心、嘔吐、みぞおちの痛み、動悸、興奮、尿酸値上昇、肝機能異常、過敏症など

抗コリン（副交感神経遮断）薬

代表的な薬	そのほかの薬
アトロベント	先発薬 エクリラ エンクラッセ シーブリ スピリーバ

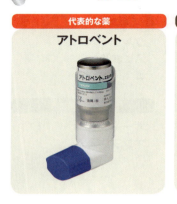

特徴
- 気管支を収縮させるアセチルコリンの作用を阻止して、気管支を拡張させる
- COPDでは最も気管支拡張効果があるため第一選択薬とされる
- COPDとぜんそくを合併した高齢者にも適している

禁忌
- 緑内障、前立腺肥大症

副作用
- ［重大］心不全、心房細動
- ［そのほか］口の渇き、眼圧上昇、心悸亢進、排尿困難、発疹、頭痛、便秘、消化不良など

注意
- 吸入のみに用いること

呼吸器（COPD）

抗コリン・β₂刺激薬配合剤

代表的な薬
アノーロ

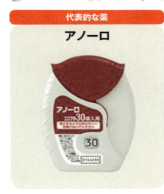

そのほかの薬
ウルティブロ
スピオルト
ビベスピ

β₂刺激薬単独剤
オーキシス
オンブレス

特徴
» 長時間作用性抗コリン剤と長時間作用性吸入β₂刺激剤との配合剤で、吸入により気道閉塞性障害に基づく諸症状を緩和する
» 気道が狭いために呼吸困難に陥っている際に、気道を拡張させる
» 薬の効き目が長く続くため、呼吸困難などの発作が起こらないように症状を管理することができる

禁忌
» 閉塞隅角緑内障、前立腺肥大等による排尿障害

副作用
» ［重大］心房細動
» ［そのほか］口腔内乾燥、味覚異常など

注意
» 吸入後、うがいをして薬剤がのどに残らないようにする

『アノーロ』グラクソ・スミスクライン株式会社

吸入ステロイド・抗コリン・β₂刺激薬配合剤

代表的な薬	そのほかの薬
テリルジー 100	ビレーズトリ

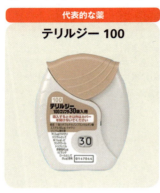

特徴
» 慢性閉塞性肺疾患（100エリプタのみ適応）とCOPDに適応（ビレーズトリ）がある
» 3剤が配合されており、複数の吸入デバイスを使用する必要がなく、利便性がある

禁忌
» 閉塞隅角緑内障、前立腺肥大等による排尿障害など

副作用
» ［重大］アナフィラキシー（P282参照）、肺炎、心房細動
» ［そのほか］上気道感染症、頭痛、頻脈（P288参照）など

注意
» 吸入後、うがいをして薬剤がのどに残らないようにする

『テリルジー100』グラクソ・スミスクライン株式会社

呼吸器

気管支ぜんそくの薬

呼吸時の空気の通り道である気管支が炎症を起こして、ちょっとした刺激でゼーゼー、ヒューヒューという音（喘鳴）や、せきが出て呼吸が苦しくなります。高齢者はぜんそくの発作によって命を落とすことが多く、ぜんそくによる死亡者の約9割は60歳以上の人です。

ポイント1 高齢者のぜんそくは症状が現れにくい

　日本では子どもの5〜7％、成人の3〜5％がぜんそくにかかっているといわれています。小児ぜんそくはダニやハウスダストなどのアレルギーによるものがほとんどですが、大人のぜんそくは、原因が特定できないのが特徴です。

　成人のぜんそく患者の60〜80％は、大人になってから発症しています。また、小児ぜんそくが学童期から10代後半にかけて治まり、20〜30代に再発することもあります。

　症状は、呼吸のときゼイゼイする、発作的に激しいせきが出る、たんが出る、呼吸困難を起こす、息切れや空ぜきをするほか、動悸、胸の痛みなどです。風邪の後にせきが8週間以上続くときは、ぜんそくの疑いがあります。高齢者は、典型的なぜんそくの症状が現れないこともあります。なかには夜間から早朝にかけてせきだけが出る「せきぜんそく」もあります。放っておくと本当のぜんそくに移行することがありますから、早めに治療を受けてください。

188

吸入ステロイド

代表的な薬	そのほかの薬
フルタイド（ディスカス）	アズマネックス アニュイティ オルベスコ キュバール パルミコート

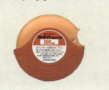

特徴
» 炎症などのぜんそくの症状に対して著効を示すステロイド（副腎皮質ホルモン薬）を使った薬剤
» 吸入ステロイドは経口や注射のステロイドと比べて副作用がはるかに少なく、ぜんそくの薬物療法のなかで最も重要な位置を占める

禁忌
» 有効な抗菌薬の存在しない感染症（P284参照）、深在性真菌症

副作用
» ［重大］アナフィラキシー様症状（P282参照）
» ［そのほか］咽喉頭症状、発疹、じんましん、口腔内カンジダ症、声のかれ、せき、悪心、腹痛、睡眠障害、鼻炎、鼻出血、高血糖など

注意
» 吸入後、うがいをして、薬剤がのどに残らないようにする
» 発作のときには使用せず、短時間作用型 β_2 刺激薬などを使う

呼吸器〔気管支ぜんそく〕

『フルタイド』グラクソ・スミスクライン株式会社

吸入ステロイド・β_2刺激薬配合剤

代表的な薬
アドエア（ディスカス）

そのほかの薬
アテキュラ
シムビコート
フルティフォーム
レルベア

代表的なジェネリック医薬品
ブデホル

β_2刺激薬単独剤
セレベント

特徴
» 吸入ステロイドと長時間作用型吸入β_2刺激薬の併用が必要な場合の配合薬
» 気管支ぜんそくや、COPDの諸症状をやわらげる（アテキュラ、フルティフォーム以外）

禁忌
» 有効な抗菌薬の存在しない感染症（P284参照）、深在性真菌症

副作用
» ［重大］ショック、アナフィラキシー様症状（P282参照）、血清カリウム低下、肺炎
» ［そのほか］発疹、口や呼吸器のカンジダ症、声のかれ、口やのどの刺激感、味覚異常、筋肉のけいれんなど

注意
» 吸入後、うがいをして薬剤がのどに残らないようにする

『アドエア』グラクソ・スミスクライン株式会社

吸入ステロイド・抗コリン・β₂刺激薬配合剤

代表的な薬	そのほかの薬
テリルジー200	エナジア テリルジー100

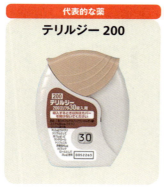

特徴
» 気管支ぜんそくのみへの適応であり、慢性閉塞性肺疾患（100エリプタのみ適応）には適応がない
» 3剤が配合されており、複数の吸入デバイスを使用する必要がなく、利便性がある

禁忌
» 閉塞隅角緑内障、前立腺肥大等による排尿障害など

副作用
» ［重大］アナフィラキシー（P282参照）、肺炎、心房細動
» ［そのほか］上気道感染症、頭痛、頻脈（P288参照）など

注意
» 吸入後、うがいをして薬剤がのどに残らないようにする

呼吸器（気管支ぜんそく）

『テリルジー200』グラクソ・スミスクライン株式会社

ステロイド（副腎皮質ホルモン薬）

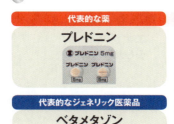

代表的な薬
プレドニン

そのほかの薬（先発薬）
プレドニゾロン
メドロール
リンデロン
レダコート

代表的なジェネリック医薬品
ベタメタゾン
※写真省略

特徴
» 吸入ステロイドで効果が得られなかったときに使う

禁忌
» 本剤に含まれる成分で過敏症になったことのある人

副作用
» ［重大］感染症の誘発・悪化、骨粗しょう症、骨折、心筋梗塞、脳梗塞、動脈瘤、血栓症、消化管障害、糖尿病の誘発・増悪
» ［そのほか］異常脂肪沈着、皮下出血、発汗異常

注意
» 骨粗しょう症を発症しやすくなるので、検査を定期的に受け、骨折、腰痛などに注意する
» ステロイドは動脈硬化の危険因子の高血圧、糖尿病、脂質異常症を進めるだけでなく、動脈そのものを傷つけるので、生活習慣病の予防と改善につとめる

β_2刺激薬（長時間作用型）

代表的な先発薬	そのほかの薬
メプチン	**オーキシス**（吸入剤） **オンブレス**（吸入剤） **サルタノール**（吸入剤） **スピロペント** **セレベント**（吸入剤） **ベラチン** **ホクナリン**

先発薬

メプチン錠50μg
Otsuka

50μg OG21 50μg

呼吸器（気管支ぜんそく）

特徴
» 長時間作用型は発作の予防、短時間作用型は発作時に使う

禁忌
» 眼圧上昇の訴因のある人、心不全などの治療でカテコラミン系薬を投与中の人（不整脈・心停止のおそれ）

副作用
» ［重大］重い血清カリウム低下
» ［そのほか］心悸亢進、不安、不眠、頭痛、悪心・嘔吐、めまい、振戦（ふるえ）、高血糖、低カリウム血症

注意
» 長時間作用型β_2刺激薬は抗炎症作用がないので、吸入ステロイドを併用する
» 吸入ステロイドとβ_2刺激薬併用時、β_2刺激薬を先に服用する

ロイコトリエン受容体拮抗薬

代表的な薬
キプレス

代表的なジェネリック医薬品
モンテルカスト

そのほかの薬
先発薬：**オノン**　**シングレア**

ジェネリック：**プランルカスト**

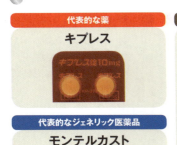

特徴
» 気管支を収縮させたり気道に炎症を起こすロイコトリエンの働きをおさえたりして、症状をおさえる
» とくに運動誘発ぜんそくやアスピリンぜんそく（P282参照）に有効
» 抗アレルギー薬だが、ぜんそくに対しては発作止めではなく予防薬として使われる

禁忌
» 本剤によって肝障害や過敏症になったことのある人

副作用
» ［重大］アナフィラキシー様症状（P282参照）、劇症肝炎
» ［そのほか］皮疹、かゆみ、頭痛、傾眠（けいみん）（P284参照）、下痢、腹痛、肝機能低下など

注意
» 細粒剤の場合は開封後15分以内に服用する

抗ヒスタミン薬

代表的な先発薬

アレジオン

そのほかの薬

先発薬
- アゼプチン
- ザジテン
- ゼスラン
- ニポラジン

ジェネリック
- アゼラスチン塩酸塩
- ケトチフェン
- メキタジン

代表的なジェネリック医薬品

エピナスチン塩酸塩

呼吸器〔気管支ぜんそく〕

特徴
» 炎症、気管支の収縮などのアレルギーの症状を起こすヒスタミンの作用をおさえる
» 気管支ぜんそく、アレルギー性鼻炎などの症状に使われる

禁忌
» 本剤に対して過敏症になったことのある人

副作用
» [重大] 肝障害、黄疸（P283参照）、ショック
» [そのほか] 眠気、口の渇き、倦怠感、胃不快感、頭痛、めまい、胸痛、発疹など

注意
» 自動車の運転は控える
» 口の渇き、胃の不快感、発疹などの副作用の症状に注意する

195

精神・神経

うつ病の薬

うつ病になると、気分が落ち込んでゆううつになったり、何もやる気が起こらなかったりする状態が2週間以上続きます。心の症状だけでなく、「不眠」「食欲不振」「頭痛」「胃痛」「肩こり」「腰痛」など、からだの症状としても現れます。

ポイント1　高齢者は喪失体験や病気などからうつ病になりやすい

　うつ病の原因はさまざまですが、高齢者はうつ病になりやすいといわれています。家族や友人との死別、社会的役割の喪失や子どもの独立、健康の喪失など、多くの喪失体験を重ねることが引き金になるのでしょう。高血圧や糖尿病などの生活習慣病とうつ病を合併している人や、脳卒中や心筋梗塞、がんなどの発症後にうつ病を発症する人が多く、治療やリハビリテーションを困難にしがちです。

ポイント2　認知症と間違われやすい高齢者のうつ病

　うつ病になると、記憶力が低下したり、何を聞いても「わかりません」と答えたりするため、認知症と間違われることも。記憶力が少しずつ低下していく認知症に対して、うつ病は急激に記憶力が低下します。認知症は忘れたこと自体を忘れ、記憶力は元に戻りませんが、うつ病は忘れたことを覚えていて、回復するにつれ記憶力も戻ってきます。

SSRI（選択的セロトニン再取り込み阻害薬）

代表的な薬
ジェイゾロフト

代表的なジェネリック医薬品
パロキセチン

そのほかの薬

先発薬
- デプロメール
- パキシルCR
- ルボックス
- レクサプロ

ジェネリック
- セルトラリン
- フルボキサミンマレイン酸塩

精神・神経（うつ病）

特徴
» セロトニンの再吸収を防いで、うつ病を改善する
» 抗うつ効果はおだやかだが、副作用が少なく安全に使えるので第一選択薬とされる

禁忌
» MAO阻害薬（P282参照）投与中または中止２週間以内（脳内セロトニン上昇のおそれがあるため）

副作用
» ［重大］セロトニン症候群（P286参照）、悪性症候群（P282参照）、錯乱、幻覚、せん妄（P286参照）、けいれん
» ［そのほか］倦怠感、めまい、頭痛、吐き気、口の渇き、便秘、心悸亢進、体重増加、性機能障害など

注意
» 薬を中断すると不安、焦燥、吐き気などが強くなるので、自己判断で薬をやめない

SNRI（セロトニン・ノルアドレナリン再取り込み阻害薬）

代表的な先発薬
トレドミン

代表的なジェネリック医薬品
デュロキセチン

そのほかの薬

先発薬
イフェクサーSR
サインバルタ

ジェネリック
ミルナシプラン塩酸塩

特徴
» 神経細胞の中にセロトニンとノルアドレナリンが再吸収されるのを防ぐことによって、うつ病を改善する

禁忌
» MAO阻害薬（P282参照）投与中、尿閉、コントロールのよくない緑内障、高度の肝・腎障害。循環器疾患には慎重に投与する

副作用
» ［重大］セロトニン症候群（P286参照）、けいれん、肝障害
» ［そのほか］口の渇き、悪心、嘔吐、便秘、腹痛、頻脈（P288参照）、動悸、眠気、不眠、めまい、立ちくらみ、血圧上昇、頭痛、尿閉、性機能障害など

注意
» 薬の投与期間中は、頻脈、血圧上昇、尿閉に注意する

『トレドミン』旭化成ファーマ株式会社

NaSSA（ノルアドレナリン作動性・特異的セロトニン作動性抗うつ薬）

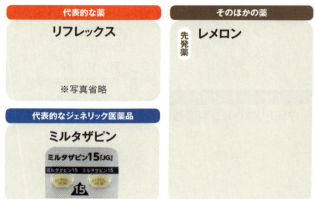

代表的な薬
リフレックス
※写真省略

そのほかの薬
先発薬: レモン

代表的なジェネリック医薬品
ミルタザピン

特徴
» セロトニン、ノルアドレナリンの放出を促進することでうつ病を改善する
» 強力な抗うつ効果がある
» SSRI（P197参照）、SNRI（P198参照）で問題になる胃腸障害や性機能障害が少ない

禁忌
» MAO阻害薬（P282参照）投与中または投与中止後2週間以内

副作用
» ［重大］セロトニン症候群（P286参照）、無顆粒球症（P288参照）、肝障害
» ［そのほか］眠気、体重増加、めまい、頭痛、倦怠感、便秘、口の渇きなど

三環系抗うつ薬 (さんかん)

代表的な薬
ノリトレン

代表的なジェネリック医薬品
アミトリプチリン塩酸塩

※写真省略

そのほかの薬
先発薬
- アナフラニール
- アモキサン
- アンプリット
- スルモンチール
- トフラニール
- トリプタノール
- プロチアデン

特徴
- セロトニン、ノルアドレナリンの再吸収を防いで、うつ病を改善する
- 1960年代に登場した第一世代の抗うつ薬で、強力な抗うつ効果があるが、副作用も強い
- 不安・焦燥が強いときや自殺の危険が大きいときに使われる
- アセチルコリンの働きを抑制するため、「抗コリン作用」(便秘、口の渇きなど) が出てくる

禁忌
- 緑内障、三環系抗うつ薬過敏症、心筋梗塞回復初期、尿閉

副作用
- [重大] 悪性症候群 (P282参照)、セロトニン症候群 (P286参照)、心筋梗塞、幻覚、せん妄 (P286参照)、精神錯乱、むくみ、無顆粒球症 (P288参照)
- [そのほか] 口の渇き、眠気、肝障害など

四環系抗うつ薬
よんかん

代表的な薬
ルジオミール

ルジオミール10mg
10mg 10mg

代表的なジェネリック医薬品
セチプチリンマレイン酸塩

※写真省略

そのほかの薬

先発薬
テシプール
テトラミド

ジェネリック
マプロチリン塩酸塩

精神・神経〔うつ病〕

特徴
» 三環系抗うつ薬の効き目をおだやかにしたもので、副作用が三環系よりも弱いが、効果もやや弱い
» テトラミドは心血管系への影響が少ない

禁忌
» 緑内障、心筋梗塞回復初期、けいれん性疾患、尿閉、MAO阻害薬（P282参照）投与中
マ　オ

副作用
» ［重大］悪性症候群（P282参照）、無顆粒球症（P288参照）
» ［そのほか］眠気、発疹、頻脈（P288参照）、めまい、ふらつき、口の渇き、肝障害など

そのほかの抗うつ薬

代表的な先発薬
デジレル
※写真省略

そのほかの薬
先発薬 トリンテリックス レスリン

代表的なジェネリック医薬品
トラゾドン塩酸塩
25 KW012 KW012

特徴

» セロトニン5HT2A受容体を遮断して、セロトニンの再取り込みを抑制する

» 抗コリン作用が弱く、鎮静が強い

禁忌

» 本剤に対する過敏症

» ［慎重投与］心疾患、緑内障、排尿困難、てんかんなど

副作用

» ［重大］セロトニン症候群（P286参照）、不整脈、錯乱、せん妄（P286参照）など

» ［そのほか］低血圧、動悸、めまい、ふらつき、眠気、発疹、口の渇き、便秘、肝障害、倦怠感、ほてりなど

精神・神経

不眠症の薬

成人の5人に1人は不眠の症状があるといわれますが、その割合は年齢とともに増えて、60歳以上では3人に1人とも。不眠には、寝るまでに30分以上を要する「入眠障害」、夜中に何度も目が覚める「途中覚醒」、朝早く目が覚める「早朝覚醒」などがあります。

ポイント1 加齢とともに不眠が多くなる

　不眠の原因には、加齢、昼夜逆転などの生理的なもの、旅行、交代勤務などの環境によるもの、ストレスやうつ病などの精神的なもの、身体疾患にともなうもの、酒やタバコなどの嗜好品によるもの、薬物によるものなどがあります。高齢者は加齢によって眠りが浅くなるだけでなく、高血圧、糖尿病、前立腺肥大症などの疾患をもっていることが多く、不眠によってさらにそれらを悪化させてしまいます。

ポイント2 まずは生活習慣を見直して、眠りの質を高める努力を

●起床・就寝の時刻を一定にし、昼寝は30分以内にする
●寝室の温度を適温に保つ
●夕食後、カフェインの強い飲み物をとらない
●喫煙をやめ、少量のアルコールをたまに楽しむ程度にする
●就寝前にぬるめの湯に長めにつかる
●朝起きたら朝日にあたり、適度な運動を習慣づける

ベンゾジアゼピン系睡眠薬

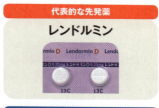

代表的な先発薬
レンドルミン

代表的なジェネリック医薬品
トリアゾラム

そのほかの薬

先発薬
- ドラール
- ハルシオン
- ベンザリン
- リスミー
- ロラメット

ジェネリック
- エスタゾラム
- ニトラゼパム
- フルニトラゼパム
- ブロチゾラム
- リルマザホン塩酸塩

特徴
» おもに脳の活動を鎮める「鎮静作用」によって眠りに導く
» 入眠時に効くハルシオンなどの「超短時間型（2〜4時間）」、レンドルミンなどの「短時間型（6〜10時間）」、ベンザリンなどの中途覚醒に効く「中間型（12〜24時間）」、ドラールなどの早朝覚醒に効く「長時間型（24時間）」がある

禁忌
» 緑内障、重症筋無力症

副作用
» ［重大］肝障害、黄疸（P283参照）、一過性前向性健忘、もうろう状態
» ［そのほか］残眠感、眠気、ふらつき、頭重感、めまい、頭痛、だるさ、倦怠感など

非ベンゾジアゼピン系睡眠薬

代表的な薬

マイスリー

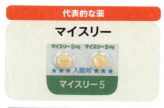

そのほかの薬

先発薬
- アモバン
- ルネスタ

ジェネリック
- エスゾピクロン
- ゾピクロン

代表的なジェネリック医薬品

ゾルピデム酒石酸塩

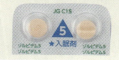

精神・神経（不眠症）

特徴
» 脱力や転倒、記憶障害などの副作用が少ないとされる
» 翌朝への持ち越しが少ない

禁忌
» 重い肝障害、重症筋無力症、緑内障

副作用
» ［重大］依存性、離脱症状、意識障害、一過性前向性健忘
» ［そのほか］ふらつき、眠気、頭痛、残眠感、悪心、倦怠感など

注意
» もうろう状態や、睡眠時に夢遊症状などの随伴症状、中途覚醒時の健忘などがある

そのほかの不眠症薬

代表的な先発薬	そのほかの薬
デエビゴ ロゼレム	先発薬 ベルソムラ

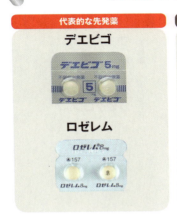

🏷 **特　徴**
» デエビゴ、ベルソムラは、オレキシン受容体拮抗剤。ロゼレムは、メラトニン受容体作動薬

🏷 **禁　忌**
» ロゼレムとデエビゴは、肝障害
» ベルソラムは、一部の抗菌薬（クラリスロマイシン［P180参照］）、一部の抗HIV薬、抗真菌薬（イトラコナゾール［P246参照］）との併用
» フルボキサミンマレイン酸塩（P197参照）投与中

🏷 **副作用**
» ［重大］アナフィラキシー（P282参照）
» ［そのほか］めまい、頭痛、傾眠（P284参照）、悪夢など

精神・神経

パーキンソン病の薬

運動を調節する働きをする神経伝達物質「ドパミン」が減って、手足がふるえたり、動作が遅くなったりする障害が起こる病気です。日本での患者数は約15万人ですが、高齢者では約100人に1人に見られます。原因不明で完治が難しいため、「特定疾患」に指定されています。

ポイント1 **パーキンソン病には4つの特徴がある**

●手足がふるえる…安静にすると起こり、動かすと治まる

●筋固縮…筋肉の緊張が高まって、ほかの人が動かそうとすると抵抗を感じる

●動作の緩慢…動作がゆっくりになったり、歩くとき最初の一歩が踏み出せなかったりする

●姿勢反射障害…からだのバランスを崩すと、転びやすい

進行の段階は「ヤールの重症度」で表されます。薬と上手に付き合うことで、症状が進んでも普通に生活していくことが可能です。

■ヤールの重症度

1度…からだの片側の手足に軽い症状がある

2度…からだの両側の手足に軽い症状がある

3度…活動がやや制限される

4度…両方の手足に強い症状が見られ、介助が必要になる

5度…立つことができなくなる

レボドパ含有製剤

代表的な先発薬

ネオドパストン

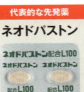

代表的なジェネリック医薬品

レプリントン

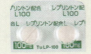

そのほかの薬

先発薬
- イーシー・ドパール
- スタレボ
- ドパゾール
- ネオドパゾール
- マドパー
- メネシット

ジェネリック
- カルコーパ
- ドパコール

特徴
» レボドパ（ドパミンの前駆物質）は血液脳関門を通過して脳内でドパミンに変換され、パーキンソン病の治療効果を発揮する
» 治療効果が高く、即効性に優れている

禁忌
» 緑内障、精神神経系の非選択的MAO阻害薬(P282参照)投薬中の人

副作用
» ［重大］幻覚、抑うつ
» ［そのほか］悪心、嘔吐、食欲不振、不随意運動（ジスキネジア）、見当識障害、起立性低血圧、声のかすれ、汗の黒色着色など

注意
» 長期に服用すると、作用時間が短くなり次の服用前に症状が強くなる「ウェアリングオフ」が出やすくなる

レボドパ含有製剤

代表的な薬
デュオドーパ配合経腸用液

そのほかの薬
なし

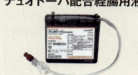

精神・神経〔パーキンソン病〕

特徴
- レボドパ（ドパミンの前駆物質）とカルビドパ水和物の配合剤
- レボドパは血液脳関門を通過して脳内でドパミンに変換され、パーキンソン病の治療効果を発揮する
- カルビドパ水和物の末梢性ドパ脱炭酸阻害活性は脳外組織に限定されるため、カルビドパとレボドパとの併用投与によって、カルビドパは末梢におけるレボドパの脱炭酸化を阻害し、脳内に移行するレボドパ量を増加させる
- レボドパの脱炭酸反応に起因する末梢作用（悪心、嘔吐など）を軽減
- 進行期パーキンソン病において、胃ろうから専用のポンプとチューブを用いて投与

禁忌
- 緑内障

副作用
- 悪性症候群（P282参照）、幻覚、胃・十二指腸潰瘍の増悪、溶血性貧血（P288参照）、血小板減少症、突発性睡眠、悪性黒色腫、緑内障

ドパミンアゴニスト

代表的な先発薬

パーロデル

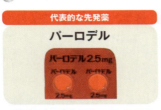

代表的なジェネリック医薬品

ロピニロール

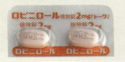

そのほかの薬

先発薬
- カバサール
- ニュープロ パッチ（貼付剤）
- ハルロピテープ（貼付剤）
- ペルマックス
- ミラペックス

ジェネリック
- カベルゴリン
- プラミペキソール塩酸塩
- ブロモクリプチン
- ペルゴリド
- メシル酸ペルゴリド

特徴
» 脳の中でドパミン（ドパミンの前駆物質）を受け取る受容体に結合してドパミンのように働く
» 高齢者や認知症の患者にはドパミンアゴニストから使われる
» レボドパに比べると効果が弱いが、効果が持続する時間が長く、症状の変動が起こりにくい

禁忌
» 麦角製剤（上記のパーロデル、カバサール、ペルマックス、カベルゴリン、ブロモクリプチン、ペルゴリド、メシル酸ペルゴリドが該当）過敏症、心臓弁膜病変の人

副作用
» ［重大］幻覚、突発的睡眠
» ［そのほか］悪心、嘔吐、胃不快感、不安、興奮、焦燥感など

モノアミン酸化酵素(MAO-B)阻害薬

代表的な先発薬
エフピー

そのほかの薬
先発薬 **アジレクト / エクフィナ**

代表的なジェネリック医薬品
セレギリン塩酸塩

精神・神経〔パーキンソン病〕

特徴
» 脳内でドパミンの分解をおさえる
» レボドパ（ドパミンの前駆物質）と併用して服用し、レボドパの働きを補う

禁忌
» 統合失調症、覚せい剤、コカインなどの中枢興奮薬の依存、抗うつ薬を使っている人

副作用
» ［重大］幻覚、妄想、錯乱、せん妄（P286参照）
» ［そのほか］悪心、嘔吐、不随意運動、めまい、ふらつき、食欲不振、起立性低血圧、動悸、血圧変動など

抗コリン（副交感神経遮断）薬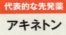

代表的な先発薬

アキネトン

代表的なジェネリック医薬品

トリヘキシフェニジル塩酸塩

そのほかの薬

先発薬
- アーテン
- セドリーナ
- トリモール
- パーキネス

ジェネリック
- ビペリデン塩酸塩

特徴
» 振戦（ふるえ）、筋固縮などの症状が強いときに使われる
» 比較的若く軽症の患者の治療導入薬

禁忌
» 緑内障、重症筋無力症、尿路閉塞性疾患

副作用
» ［重大］悪性症候群（P282参照）、精神錯乱、幻覚、せん妄（P286参照）
» ［そのほか］口の渇き、眼の調節障害、見当識障害、興奮、神経過敏、眠気、めまい、悪心、嘔吐、排尿困難、心悸亢進など

ドパミン遊離促進薬

精神・神経〔パーキンソン病〕

代表的な先発薬
シンメトレル

そのほかの薬
なし

代表的なジェネリック医薬品
アマンタジン塩酸塩

特徴
» ドパミンの放出を促す
» とくに不随意運動の抑制に効果がある
» 若年で軽症の患者の治療導入薬として用いられる

禁忌
» 重い腎障害など

副作用
» ［重大］悪性症候群（P282参照）、皮膚粘膜眼症候群（P287参照）、中毒性表皮壊死症（P287参照）、心不全
» ［そのほか］興奮、不安、頭痛、めまい、視調節障害、食欲不振、口の渇き、倦怠感など

精神・神経

認知症の薬

年をとると、人の名前や聞いたことを忘れやすくなります。これはだれにでもある「もの忘れ」です。しかし、もの忘れの程度がひどく、ほかにも「判断力がなくなった」「意欲がなくなった」などの精神的変化が現れ、日常生活に支障が出てきた場合、「認知症」といわれます。

ポイント1 「アルツハイマー病」と「血管性認知症」が二大認知症

認知症の半数以上が「アルツハイマー病」です。脳に「アミロイドβ」などの分解されにくいタンパク質の沈着が起こり、数十年かけて神経細胞の働きを低下させます。一方の「血管性認知症」は、脳梗塞や脳出血などの脳血管疾患によって脳が損傷を受けることで起こります。脳血管疾患の再発を繰り返すたびに、認知症が段階的に進むのが特徴です。再発を防ぐことで進行を食い止めることができます。

ポイント2 認知症の症状は、「中核症状」と「周辺症状」に分けられる

中核症状には、「記憶障害」「見当識障害」（時間や場所がわからなくなる）、「判断力の低下」などがあります。一方、周辺症状（行動・心理症状（BPSD））には、幻覚・妄想、徘徊、イライラ、興奮、抑うつ、夜間せん妄、異常行動、暴言・暴力など、さまざまな症状があります。周辺症状の改善には、抗精神病薬や抗不安薬などを使います。

アルツハイマー型認知症治療薬（貼付剤）

代表的な薬
イクセロンパッチ

そのほかの薬
先発薬 **リバスタッチパッチ**

代表的なジェネリック医薬品
リバスチグミンテープ

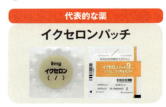

特徴
» 背部、上腕部、胸部の健康な皮膚で24時間毎に貼り替え
» 薬剤が肌からおだやかに入ることで、血中濃度の急激な上昇を防ぎ、吐き気などの消化器症状の予防につながる

禁忌
» 本剤の成分やカルバメート系誘導体に対する過敏症

副作用
» ［重大］狭心症、心筋梗塞、徐脈（P285参照）、洞不全症候群、房室ブロック
» ［そのほか］貧血、食欲不振、不眠、めまい、頭痛、吐き気

注意
» アリセプトやドネペジル塩酸塩、レミニールとの併用は不可
» 体重減少に注意する

アセチルコリン分解酵素阻害薬

代表的な先発薬

アリセプト

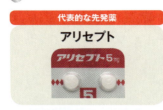

代表的なジェネリック医薬品

ドネペジル塩酸塩

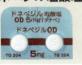

そのほかの薬

先発薬
- アリセプトD錠
- イクセロンパッチ（貼付剤）
- リバスタッチパッチ（貼付剤）
- レミニール

ジェネリック
- ガランタミン
- リバスチグミンテープ（貼付剤）

特徴
» アルツハイマー病の進行を遅らせる

禁忌
» 含まれる成分に対する過敏症、ピペリジン系薬に対する過敏症（アリセプト、アリセプトD錠の場合）、排尿障害薬に含まれるカルバメート系誘導体に対する過敏症（イクセロンパッチ、リバスタッチパッチの場合）

副作用
» ［重大］失神、徐脈（P285参照）、心ブロック、心筋梗塞、心不全
» ［そのほか］食欲不振、吐き気、興奮、不眠、徘徊、頭痛など

注意
» 心疾患や電解質異常がある患者は、重い不整脈が出ないように注意する
» アリセプトD錠は寝たままの状態では水なしで服用させない

NMDA受容体拮抗薬

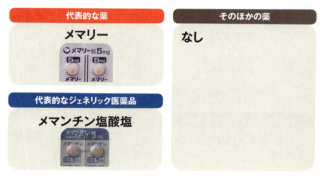

代表的な薬: メマリー

そのほかの薬: なし

代表的なジェネリック医薬品: メマンチン塩酸塩

精神・神経（認知症）

特徴
- 中～高度アルツハイマー病の認知症症状の進行をおさえる
- アルツハイマー病の脳にはグルタミン酸が過剰になっていることから、グルタミン酸が結合する受容体に作用してアルツハイマー病の進行をおさえる

禁忌
- 含まれる成分に対する過敏症

副作用
- ［重大］けいれん、失神、意識消失、激越、攻撃性、妄想、幻覚、錯乱、せん妄（P286参照）
- ［そのほか］めまい、頭痛、肝機能異常、便秘、食欲不振、血圧上昇、血糖値上昇、転倒、むくみ、体重減少、傾眠（けいみん）（P284参照）、不眠

その他
- 肝・腎機能障害のある人には慎重に投与する

定型抗精神病薬（フェノチアジン系）

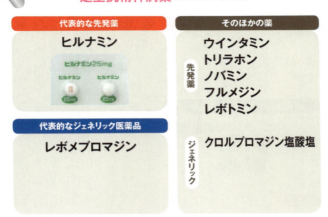

代表的な先発薬	そのほかの薬
ヒルナミン	先発薬: ウインタミン、トリラホン、ノバミン、フルメジン、レボトミン
代表的なジェネリック医薬品: レボメプロマジン	ジェネリック: クロルプロマジン塩酸塩

特徴
- 幻覚、妄想、不安、緊張、抑うつ、攻撃性などの認知症の周辺症状を緩和する
- 脳梗塞後遺症にともなう攻撃的行為、精神興奮、徘徊、せん妄（P286参照）を改善する

禁忌
- 昏睡状態、循環虚脱状態、中枢神経抑制薬の強い影響下の患者、アドレナリン投与中、フェノチアジン系薬過敏症ほか

副作用
- ［重大］悪性症候群（P282参照）、突然死、遅発性ジスキネジア（P287参照）、再生不良性貧血（P285参照）、無顆粒球症（P288参照）
- ［そのほか］過敏症状、白血球減少症、血小板減少性紫斑病、血圧降下、頻脈（P288参照）、錐体外路症状（P286参照）、錯乱、不眠など

非定型抗精神病薬

代表的な薬	そのほかの薬

セロクエル

セロクエル　セロクエル
25mg　　25mg
セロクエル25

代表的なジェネリック医薬品

クエチアピン

クエチアピン
25mg「VTRS」
クエチアピン　クエチアピン
25mg　　25mg

そのほかの薬

先発薬
インヴェガ
ジプレキサ
ラツーダ
リスパダール
ルーラン
ロナセン

ジェネリック
オランザピン
ブロナンセリン
ペロスピロン塩酸塩
リスペリドン

精神・神経（認知症）

特徴
» 認知症にともなう幻覚・妄想をおさえる効果が強い
» 躁うつ病、うつ病、不安障害、せん妄（P286参照）などに効果のある薬剤もある
» 錐体外路症状（P286参照）が少ない

禁忌
» 昏睡状態、中枢神経抑制薬の影響下、アドレナリン投与中、クロザピン（重症の統合失調症のみに使用する薬）投与中、糖尿病・糖尿病既往歴のある人

副作用
» ［重大］悪性症候群（P282参照）、遅発性ジスキネジア（P287参照）
» ［そのほか］不眠、傾眠（P284参照）、不安、頭痛、ふらつき、めまい、便秘、倦怠感など

219

ベンゾジアゼピン系抗不安薬（短時間型）

代表的な先発薬

リーゼ

代表的なジェネリック医薬品

エチゾラム

そのほかの薬

先発薬 コレミナール
デパス

ジェネリック クロチアゼパム

特徴

» 情動と関係する大脳辺縁系をはじめ全身に分布するベンゾジアゼピン受容体に作用する。抗不安効果が強いものは抗不安薬、催眠効果が強いものは睡眠薬として使われる
» 不安・焦燥が強いときに、急激な鎮静作用が期待できる
» 筋弛緩作用があるため、緊張型頭痛や肩こりなどの改善にも効果がある

禁忌

» 重症筋無力症、緑内障

副作用

» ［重大］依存性、肝機能障害、黄疸（P283参照）など
» ［そのほか］眠気、ふらつき、頭痛、頭重、手足のしびれ、耳鳴り、立ちくらみ、食欲不振、倦怠感など

骨・関節・筋肉

関節リウマチの薬

関節リウマチは、朝、手指がこわばる、関節が痛むなど関節の症状から始まります。ほかの関節に症状が移ったり、熱や倦怠感などの全身症状が出たりしながら、長い間に関節が変形していきます。自己免疫疾患のひとつとされ、早期の治療開始が効果的です。

骨・関節・筋肉（関節リウマチ）

ポイント1　7項目のうち4項目以上で診断が確定

●朝のこわばりが1時間以上あり6週間以上続く
●3カ所以上の関節の腫れが6週間以上続く
●手首、手指の関節の腫れが6週間以上続く
●左右対称の関節の腫れが6週間以上続く
●手のX線写真上の変化
●皮下結節（しこり）
●血液中のリウマトイド因子（自己免疫抗体）が陽性

ポイント2　薬とリハビリや運動療法を併用し過労を避ける

　痛みが強いときには安静を心がけます。また、寒い季節はもちろん、夏にも冷房の風が直接あたらないよう、長袖で関節部位の保温をしましょう。関節を動かすことも必要です。筋力の増強、関節の動きの維持や保護のために運動療法、理学療法などリハビリテーションを行い、悪化の要因となるストレスや睡眠不足、過労を避けるようにします。

非ステロイド性抗炎症薬

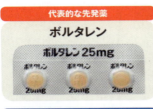

代表的な先発薬	そのほかの薬
ボルタレン	先発薬: アルボ／クリノリル／セレコックス／バキソ／モービック／レリフェン
代表的なジェネリック医薬品 ジクロフェナクNa	ジェネリック: エトドラク／セレコキシブ／ピロキシカム／メロキシカム／ロルノキシカム

特徴
» 炎症や痛み、発熱の原因物質プロスタグランジンが体内でできる量を減らし、症状をやわらげ、熱を下げる

禁忌
» 消化性潰瘍、血液の異常、肝障害、腎障害、高血圧症、心不全、アスピリンぜんそく（既往歴を含む。P282参照）、気管支ぜんそく、インフルエンザ、水疱瘡など

副作用
» ［重大］ショック、アナフィラキシー様症状（P282参照）、消化管潰瘍、皮膚粘膜眼症候群（P287参照）、中毒性表皮壊死症（P287参照）、急性腎不全、重症ぜんそく発作など

注意
» 薬が食道にとどまると食道潰瘍ができるおそれがある

ステロイド（副腎皮質ホルモン薬）

代表的な薬

プレドニン

プレドニン 5mg
プレドニン　プレドニン
5mg　　5mg

代表的なジェネリック医薬品

ベタメタゾン

※写真省略

そのほかの薬

先発薬

コートリル
メドロール
リンデロン
レダコート

骨・関節・筋肉（関節リウマチ）

特　徴

» 炎症やアレルギーをやわらげ、免疫を抑制するなど、広い範囲の代謝作用がある
» 内科、小児科、外科など各科で、さまざまな病気の治療に使われる
» 病気の原因そのものを治す薬ではなく、使い方が難しいので、ほかに適切な治療法があるときはそちらを用いる

禁　忌

» 全身の真菌症、消化性潰瘍、精神病、結核、単純疱疹性角膜炎、後嚢白内障、緑内障、高血圧、電解質異常など

副作用

» ［重大］誘発感染症、感染症（P284参照）の悪化、続発性副腎皮質機能不全、糖尿病、消化管潰瘍・穿孔・出血、膵炎、精神変調、うつ状態、けいれん、骨粗しょう症など

生物学的製剤

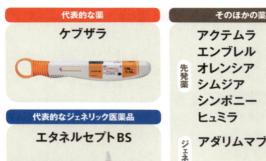

代表的な薬
ケブザラ

代表的なジェネリック医薬品
エタネルセプトBS

そのほかの薬

先発薬
- アクテムラ
- エンブレル
- オレンシア
- シムジア
- シンポニー
- ヒュミラ

ジェネリック
- アダリムマブBS

特徴
» 免疫の働きや、炎症や痛みの主な原因のひとつとされる体内物質サイトカインの一種TNFの働きをおさえる
» 関節リウマチ、若年性突発性関節炎の治療に使われる

禁忌
» 感染症、結核、多発性硬化症や視神経炎などの脱髄疾患または既往歴、うっ血性心不全、血液疾患または既往歴、間質性肺炎の既往歴など

副作用
» ［重大］敗血症、結核、肺炎、日和見感染症（P288参照）、重いアレルギー反応、血液障害など
» ［そのほか］感染症（P284参照）、注射部位反応（赤斑、腫れ、痛み、かゆみ）、浮動性めまいなど

『ケブザラ』旭化成ファーマ株式会社

抗リウマチ薬

代表的な先発薬

アザルフィジンEN

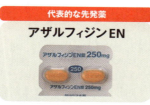

そのほかの薬

先発薬
- ジセレカ
- スマイラフ
- プログラフ
- リウマトレックス
- リマチル
- リンヴォック

ジェネリック
- サラゾスルファピリジン
- タクロリムス

代表的なジェネリック医薬品

メトトレキサート

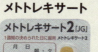

[骨・関節・筋肉（関節リウマチ）]

特徴
» 免疫の機能をつかさどるリンパ球や、炎症にかかわる細胞の働きなどをおさえて、関節の腫れや痛みを改善する

禁忌
» 骨髄抑制、慢性肝疾患、腎障害（透析中も含む）、胸水、腹水がたまっている、アルコールを常飲している人など

副作用
» 発熱、せき・呼吸困難、口内炎、倦怠感、吐き気、発疹、皮膚のかゆみ、ショック、アナフィラキシー様症状（P282参照）、骨髄抑制、劇症肝炎、肝不全、急性腎不全、尿細管壊死など

注意
» 感染症（P284参照）、肺障害、血液障害などの重い副作用や、間質性肺炎、肺線維症などが生じる可能性がある

骨・関節・筋肉

変形性関節症の薬

長い間に関節内部の軟骨組織がすり減り、炎症を起こす病気です。最も多いのが、体重の負荷がかかるひざで起きる変形性膝関節症。膝関節の曲げ伸ばしに痛みがともない、しだいに足がO脚に変形し歩行が困難になります。寝たきりにつながりやすい病気として知られています。

ポイント1 関節組織の痛みと腫れがあり、長い間に変形していく

本来、関節の中の骨は軟骨でおおわれ、骨同士がぶつからないようクッションの役目を果たしています。加齢などで軟骨がすり減ると、関節周囲の骨の増殖（骨棘）や変形が現れます。やがて関節の軟骨が消失し、変形がその下の骨にまでおよび、歩き始めや立ち上がり時の関節の曲げ伸ばしや、体重をかけたときに痛みを感じるようになります。

ポイント2 治療は保存療法が中心。日常生活の心がけも重要

薬物療法では、消炎鎮痛薬で症状をやわらげるほか、関節液の成分であるヒアルロン酸の注射が行われます。炎症症状が強い場合はステロイド剤の注射が効果的ですが、副作用もあるため繰り返しの使用は避けます。ほかにも患部を温める温熱療法や、運動療法を行います。日常生活でも、関節に負担のかかる動作や靴を避け、肥満の場合は標準体重に近づけることで、進行を遅らせることができます。

消炎・鎮痛パップ（テープ）剤

代表的な先発薬
セルタッチ

代表的なジェネリック医薬品
フェルビナク

そのほかの薬

先発薬
アドフィード
イドメシン
ボルタレン
モーラス
ロキソニン
ロコア

ジェネリック
インドメタシン
ケトプロフェン
ジクロフェナクNa
ゼスタック
ロキソプロフェンNa

骨・関節・筋肉〔変形性関節症〕

特徴
» 皮膚から吸収され、炎症にかかわるプロスタグランジンの合成とその働きをおさえて、腫れや痛みをやわらげる
» 変形性関節炎、肩関節周囲炎、腱・腱鞘炎、腱周囲炎、上腕骨上顆炎、筋肉痛、外傷後の鎮痛・消炎に使われる

禁忌
» アスピリンぜんそく（P282参照）または既往歴、気管支ぜんそくがある人

副作用
» ［重大］アナフィラキシー様症状（P282参照）、ぜんそく発作
» ［そのほか］皮膚炎（発疹、湿疹）、かゆみ、発赤、接触性皮膚炎

注意
» けがや湿疹、発疹のある部位や、粘膜には貼らないこと

骨・関節・筋肉

骨粗しょう症の薬

加齢とともに骨の成分であるカルシウムが血液中に溶け出し、骨密度が低下した状態です。腰や背中が曲がる、身長が低くなるなど外見が変化し、軽い衝撃でも容易に骨折するようになります。骨折から寝たきりになることが多いため、予防法が注目されています。

ポイント1 腰痛や背中が痛いときに脊椎が骨折していることがある

骨粗しょう症で骨がもろくなっていると、ちょっとした転倒で骨が折れるようになります。高齢者に多いのが、腕の付け根（上腕骨頸部）、手首（橈骨遠位端）、足の付け根（大腿骨頸部）の3カ所の骨折です。ぎっくり腰による腰痛と思っていたのが、実は骨粗しょう症によって骨がつぶれていた（脊椎圧迫骨折）というケースも珍しくありません。

ポイント2 転倒防止、運動、栄養を心がける

治療には、骨の形成を促進する薬や骨量の減少を食い止める薬が用いられます。日常の食事でもカルシウムやタンパク質を十分に摂ることが大事です。痛みで安静が長期間になると、骨量だけでなく筋力も低下してしまいます。痛みが軽減したら骨に適度な負荷をかける運動も行いましょう。また、転倒による骨折は外出時よりも家の中で多く起きているので、室内の転倒予防策をとることも大切です。

ビスホスホネート製剤

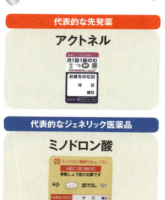

代表的な先発薬
アクトネル

代表的なジェネリック医薬品
ミノドロン酸

そのほかの薬

先発薬
- ダイドロネル
- フォサマック
- ベネット
- ボナロン
- ボンビバ
- リカルボン

ジェネリック
- アレンドロン酸
- リセドロン酸Na

骨・関節・筋肉（骨粗しょう症）

特徴
» 破骨細胞による骨の吸収をおさえ、骨を折れにくくする

禁忌
» 食道の通過障害、食道炎、胃潰瘍、十二指腸潰瘍がある人、低カルシウム血症、腎障害など

副作用
» ［重大］上部消化管障害、肝機能障害、黄疸（P283参照）、顎骨壊死、顎骨骨髄炎など
» ［そのほか］胃不快感、吐き気、便秘、上腹部痛、消化不良、めまいなど

注意
» 薬の成分が十分吸収されるよう水で服用。カルシウムを多く含む牛乳や乳飲料、硬度の高いミネラルウォーターは避ける

SERM（サーム）（選択的エストロゲン受容体モジュレーター）製剤

代表的な薬
エビスタ

そのほかの薬
- 先発薬: **ビビアント**
- ジェネリック: **ラロキシフェン塩酸塩**

代表的なジェネリック医薬品
バゼドキシフェン

※写真省略

特徴
» 閉経後に女性ホルモン（エストロゲン）の分泌の減少でバランスを崩した骨の代謝を正常に近づける
» 骨量の低下を改善して、骨を折れにくくする

禁忌
» 深部静脈血栓症、肺塞栓症、網膜静脈血栓症などの静脈血栓塞栓症、またはその既往歴がある人、抗リン脂質抗体症候群など

副作用
» ［重大］深部静脈血栓症、肺塞栓症、網膜静脈血栓症、肝機能障害など
» ［そのほか］ほてり、乳房の張り、吐き気、多汗、かゆみ、下肢のけいれんなど

カルシウム薬

代表的な薬

アスパラ-CA

代表的なジェネリック医薬品

L-アスパラギン酸Ca

※写真省略

そのほかの薬

先発薬
カルチコール
乳酸カルシウム
リン酸水素カルシウム

骨・関節・筋肉［骨粗しょう症］

特徴
» 体内のカルシウム不足を補い、骨粗しょう症、骨軟化症、低カルシウム血症による症状を改善する
» 発育期、妊娠・授乳期のカルシウム補給に有効

禁忌
» 高カルシウム血症、腎結石、重い腎不全

副作用
» お腹が張る、軟便、頭痛、発疹など

ビタミンK₂製剤

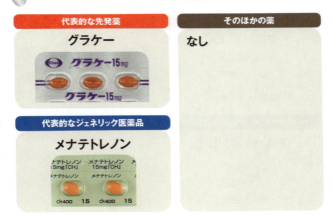

代表的な先発薬
グラケー

代表的なジェネリック医薬品
メナテトレノン

そのほかの薬
なし

特　徴
» 骨の形成を促し、骨吸収をおさえて、骨の密度と強度を高め、骨量と疼痛の症状を改善する

副作用
» 発疹、そう痒、胃部不快感、腹痛、下痢、悪心、口内炎、食欲不振、消化不良、便秘、頭痛、むくみなど

ビタミンD₃製剤

代表的な先発薬

ワンアルファ

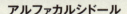

代表的なジェネリック医薬品

アルファカルシドール

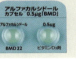

そのほかの薬

先発薬
- アルファロール
- エディロール
- フルスタン
- ホーネル
- ロカルトロール

ジェネリック
- エルデカルシトール
- カルシトリオール

骨・関節・筋肉［骨粗しょう症］

特徴
» 腸管からのカルシウム吸収を促進し、副甲状腺ホルモンの生成・分泌を抑制する

禁忌
» ビタミンD中毒

副作用
» ［重大］高カルシウム血症、肝・腎障害
» ［そのほか］かゆみ、吐き気、食欲不振、下痢、便秘、胃痛、結膜充血、発疹など

注意
» ジギタリス製剤（P074参照）、マグネシウム含有製剤により作用が増強する

副甲状腺ホルモン薬

代表的な薬

フォルテオ

そのほかの薬

先発薬: オスタバロ / テリボン

ジェネリック: テリパラチドBS

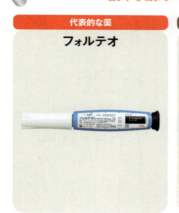

特徴
» 骨の形成を促して骨粗しょう症で減った骨の量を増やし、もろくなった骨の内部構造を再構築して、折れにくくする
» 骨折の危険性の高い骨粗しょう症の治療に使われる

禁忌
» 高カルシウム血症、骨肉腫発生のリスクが高い疾患・症状、骨腫瘍、骨粗しょう症以外の代謝性骨疾患、過敏症の既往歴など

副作用
» 悪心、食欲不振、頭痛、筋痙縮、起立性低血圧、めまいなど

注意
» 24カ月以上続けて使用しない

骨・関節・筋肉

脊柱管狭窄症の薬

脊柱（背骨）は複数の椎骨からできています。神経の束である脊髄はこの椎骨の中（脊柱管）を通っていますが、加齢などで腰部の脊柱管が狭くなると脊髄が圧迫され、足の痛みやしびれを感じます。重症になると、立っているだけでもしびれて歩行が困難になります。

ポイント1　歩行中に痛くなるが、休むと一時的に改善

　初期には腰や足の痛みやしびれを感じ、さらに神経の圧迫が強くなると、特徴的な症状である間欠性跛行が現れます。歩き始めはそれほど痛みがなくても、だんだんこわばりや痛み、脱力感が現れて歩くのが困難になります。ひどくなると1〜2分で歩けなくなり、少しの間、前かがみにしゃがんで休んでいると再び歩けるようになるという状態に。神経の圧迫が進むと、立っていることも難しくなります。

ポイント2　保存療法で効果が得られないときは手術も選択肢に

　痛みに対しては神経につながる血流を改善する薬や消炎鎮痛薬を使用し、効果が十分でなければ硬膜外注射による神経ブロックを行います。コルセットの装用や筋力強化のリハビリテーションで足腰への負担をやわらげ、温熱療法も行います。保存療法で症状が改善しないときは、神経を圧迫している部分を削って広くする手術が行われます。

骨・関節・筋肉〔脊柱管狭窄症〕

筋弛緩薬

代表的な先発薬

テルネリン※

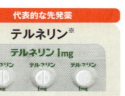

代表的なジェネリック医薬品

クロルフェネシンカルバミン酸

※写真省略

そのほかの薬

先発薬:
- アロフト
- ギャバロン
- ミオナール
- リオレサール
- ロバキシン

ジェネリック:
- アフロクアロン
- エペリゾン塩酸塩
- チザニジン

特徴
» 中枢神経に働きかけ、筋肉を過剰に緊張させるもととなる神経伝達をおさえ、肩こりや腰痛、脳や脊髄の損傷による痙性（けいせい）まひ（筋肉のつっぱり、こわばりやまひ）を軽くする

禁忌
» 重い肝障害、腎障害など

副作用
» ［重大］ショック、血圧低下、心不全、呼吸障害、肝炎など
» ［そのほか］眠気、のどの渇き、脱力感、倦怠感、胃部不快感、悪心（吐き気）、食欲不振、腹痛、発疹、かゆみなど

注意
» 服用開始時に急激な血圧低下が起きることがある
» 眠気などを強めることがあるので、飲酒は避ける

※テルネリンのジェネリック医薬品はチザニジン

ビタミンB₁₂製剤

代表的な先発薬

メチコバール

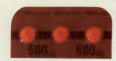

代表的なジェネリック医薬品

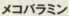

メコバラミン

そのほかの薬

先発薬 **シアノコバラミン ハイコバール**

特徴
» 神経の核酸やタンパク質の合成、軸索の再生、髄鞘（ずいしょう）の形成を促し、傷ついた末梢神経を修復して、しびれ、痛みなどを改善する

副作用
» 発疹、食欲不振、悪心・嘔吐、下痢など

注意
» 効果が得られない場合は、使用を続けない

骨・関節・筋肉（脊柱管狭窄症）

血管拡張薬プロスタグランジン製剤

代表的な先発薬

オパルモン

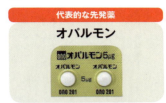

代表的なジェネリック医薬品

リマプロストアルファデクス

※写真省略

そのほかの薬

なし

特徴
» 指先など、からだの末梢の血管を拡張させて血行をよくすることにより、手足の潰瘍や痛み、しびれなどをやわらげる
» 糖尿病による皮膚の潰瘍を改善する

禁忌
» 重い心不全、緑内障、眼圧が高い、胃潰瘍（既往歴を含む）、間質性肺炎、腎障害など

副作用
» ［重大］ショック、アナフィラキシー様症状（P282参照）、意識消失、心不全、肺水腫、間質性肺炎、心筋梗塞、肝機能障害、黄疸（P283参照）、血圧降下、血圧上昇ぜんそく、腎不全の悪化、出血など
» ［そのほか］血管痛、血管炎、下痢、腹部膨満感・不快感

皮膚

じんましんの薬

じんましんは、アレルギー性と非アレルギー性、また急性と慢性に大別され、いずれも肥満細胞から放出されるヒスタミンなどが血管と神経に作用し、皮膚にかゆみをともなう紅斑が現れます。さらに血液中の血漿成分が外に出て、むくんで盛り上がるため、膨疹とも呼ばれます。

皮膚〔じんましん〕

ポイント1 アレルギー性と非アレルギー性の違い

　アレルギー性じんましんは、薬、食品、細菌など特定の物質に対する特異的なIgE（免疫グロブリンE）抗体ができ、その抗原抗体反応が肥満細胞上で起こり発症します。一方、非アレルギー性じんましんは、物理的刺激や、日光、寒冷・温熱、ストレスなど抗体以外の原因で肥満細胞が不安定になり発症します。

ポイント2 急性と慢性の違い

　じんましんは皮疹が出たり消えたりを繰り返すのが特徴です。4週間以内で治まれば急性、4週間以上続く場合は慢性です。一般に、急性の場合はアレルギー性が多く、慢性の場合は非アレルギー性が多いとされます。治療は、急性の場合は抗アレルギー薬で症状をおさえながら原因を探り、原因物質との接触や体内への再侵入を避けます。慢性では抗アレルギー薬の内服を続け、細胞を安定させます。

抗ヒスタミン薬・ステロイド薬配合錠

代表的な先発薬	そのほかの薬
セレスタミン	先発薬: なし ジェネリック: エンペラシン、サクコルチン、ヒスタブロック、プラデスミン

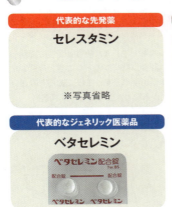

代表的なジェネリック医薬品: ベタセレミン

特徴
- じんましん、湿疹などの皮膚疾患、アレルギー性鼻炎の炎症やアレルギーをおさえ、症状を改善する
- 成分のステロイドが、炎症をおさえる働きをする

禁忌
- 緑内障、前立腺肥大、結核、消化性潰瘍、精神病、単純疱疹性角膜炎、白内障、高血圧、電解質異常、血栓症、急性心筋梗塞の既往歴など

副作用
- [重大] 続発性副腎皮質機能不全、急性副腎不全、精神変調、骨粗しょう症など
- [そのほか] 眠気、不眠、頭重感、悪心・嘔気、食欲不振、便秘、下痢、胃潰瘍、倦怠感など

抗ヒスタミン薬（気管支ぜん息治療薬を除く）

代表的な先発薬
アレグラ錠

代表的なジェネリック医薬品
フェキソフェナジン塩酸塩

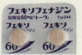

そのほかの薬

先発薬
- アレロック
- クラリチン
- ザイザル
- タリオン
- レミカット

ジェネリック
- エメダスチンフマル酸塩
- オロパタジン塩酸塩
- ベポタスチンベシル酸塩
- レボセチリジン塩酸塩
- ロラタジン

皮膚［じんましん］

特徴
- » アレルギー性鼻炎、じんましん、湿疹などのアレルギーをおさえ、炎症やかゆみなどの症状を改善する
- » ステロイドによる副作用としての糖尿病などの悪化の心配がない
- » アレグラ、クラリチンのように催眠作用の少ない薬剤もある

禁忌
- » くすりの過敏症、重症腎障害、緑内障、尿閉など

副用
- » ［重大］ショック、アナフィラキシー（P282参照）、けいれん
- » ［そのほか］眠気、倦怠感、口渇など

皮膚

帯状疱疹の薬
たいじょうほうしん

帯状疱疹は、水痘（水ぼうそう）と同じ「水痘・帯状疱疹ウイルス」によって起こるウイルス性の疾患です。からだの右側か左側に、帯を巻いたように皮疹（水ぶくれ）ができ、しばしば激痛をともないます。重症化や後遺症の危険性もあるので、しっかりとした治療が必要です。

ポイント1 帯状疱疹は免疫力の低下による水痘の再発

　水痘と帯状疱疹の原因は同じウイルスです。このウイルスの初感染が水痘、再発が帯状疱疹です。水痘が治った後もウイルスは知覚神経の根元（神経節）にとどまり、成人では免疫力が低下したときに、神経節から神経を伝って皮膚に出て再発します。このとき、一定の神経支配領域、すなわちからだの左右いずれかの側だけに帯状に症状が現れるため、帯状疱疹と呼ばれます。

ポイント2 早期の発見・治療で合併症・後遺症を避ける

　皮疹の発生に前後して、神経痛のような痛みをともないます。免疫力が極度に低下している場合、ウイルスが血行とともに広がり、全身に水疱が見られる汎発性帯状疱疹となります。この場合、内臓の悪性腫瘍などの合併を含めた全身のチェックが必要です。軽症であれば1〜2カ月で自然に治りますが、高齢者は重症化する前の治療が大切です。

抗ヘルペスウイルス薬

代表的な先発薬

ゾビラックス

ゾビラックス 200mg　ゾビラックス 200mg

200　200　2

そのほかの薬

先発薬
アメナリーフ
アラセナ-A（外用薬）
バルトレックス
ファムビル

ジェネリック
バラシクロビル
ビダラビン（外用薬）
ファムシクロビル

代表的なジェネリック医薬品

アシクロビル

アシクロビル 0mg[CH]　アシクロビル 200mg[CH]　ア　20
シクロビル　アシクロビル　ア
CH37 200　CH37 200　ア

皮膚（帯状疱疹）

特徴

» ヘルペス群ウイルス（ヘルペスウイルス、水痘、帯状疱疹ウイルス）の増殖をおさえる
» ヘルペスウイルスに感染した細胞内でのみ作用するため、正常な細胞への影響が少ない
» 単純疱疹・帯状疱疹の治療のほか、造血幹細胞移植での単純ヘルペスウイルス感染症（単純疱疹）の発症をおさえるために使われる

副作用

» 腹痛、下痢、貧血、過敏症（発疹、じんましん、そう痒、光線過敏症）など

注意

» 腎障害、肝障害

『ゾビラックス』グラクソ・スミスクライン株式会社

神経障害性疼痛治療薬

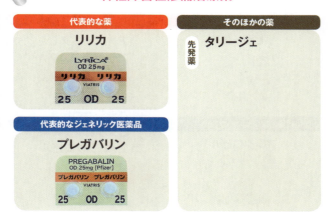

特徴
» 中枢神経系でのカルシウムイオンの流入をおさえ、グルタミン酸などの興奮性神経伝達物質の放出をおさえることにより、神経の過剰な興奮を鎮め、痛みをやわらげる
» アルコールと一緒の服用は避ける

禁忌
» 本剤の成分に対し過敏症の既往歴のある患者

副作用
» ［重大］心不全、肺水腫、意識消失、横紋筋融解症（P283参照）、腎不全、血管浮腫など
» ［そのほか］浮動性めまい、傾眠（P284参照）、むくみ、体重増加など

皮膚
白癬・疥癬・そのほかの薬

白癬は角質層に入った白癬菌によって皮膚がただれたり角質化したりします。「足白癬」がよく知られていますが、「手白癬」「体白癬」「爪白癬」にも注意が必要です。疥癬はヒゼンダニが角質層に寄生して起きる感染症で、発疹と就寝中の強いかゆみが特徴です。

ポイント1 白癬はかゆくないものや、角質が厚くなるものもある

白癬は、足の指の間の皮膚がふやけてむけるいわゆる「みず虫」がよく知られていますが、かゆみがないタイプや皮膚がかさかさしてひび割れるタイプもあります。症状はさまざまですが、白癬菌は顕微鏡で比較的簡単に確認することができます。進行すると、爪が白濁し厚くなる爪白癬や、股間に症状が現れる（いんきんたむし）こともあります。

ポイント2 疥癬は感染力が普通のものと非常に強いものがある

疥癬は一般的な病気ではありませんが、近年、高齢者施設や医療機関での集団感染や、介護を通して家庭での感染も見られます。2～4週間の潜伏期間ののち、腹部や脇の下、指の間、陰部などに赤い発疹が現れ、就寝中に強いかゆみを感じます。通常の疥癬では適切な処置をすれば感染者を隔離する必要はありませんが、ノルウェー疥癬と呼ばれるタイプは感染力が非常に強いので、注意が必要です。

皮膚「白癬・疥癬・そのほか」

抗真菌薬（白癬：内服薬）

代表的な先発薬
イトリゾール

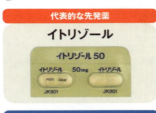

代表的なジェネリック医薬品
イトラコナゾール

そのほかの薬

先発薬
ネイリン
ラミシール

ジェネリック
テルビナフィン
テルビナフィン塩酸塩

特徴
» 真菌（かび）が細胞膜をつくるのを防ぎ、病気の原因となる真菌の増殖をおさえる
» 呼吸器・消化器・尿路などの内臓真菌症（深在性真菌症）、深在性皮膚真菌症、体部白癬などの皮膚真菌症、爪白癬の治療に使われる

禁忌
» 肝障害、腎障害、うっ血性心不全（既往歴を含む）など

副作用
» ［重大］うっ血性心不全、肺水腫、肝障害、皮膚粘膜眼症候群（P287参照）、中毒性表皮壊死症（P287参照）、剝脱性皮膚炎、アナフィラキシー様症状（P282参照）など

抗真菌薬（白癬：外用薬）

代表的な先発薬
ニゾラール

代表的なジェネリック医薬品
ケトコナゾール

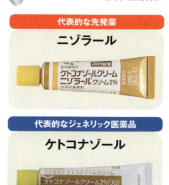

そのほかの薬

先発薬
- アデスタン
- エクセルダーム
- エンペシド
- オキナゾール
- ゼフナート
- マイコスポール
- ルリコン

ジェネリック
- イソコナゾール硫酸塩
- ビフォノール
- ビホナゾール
- ラノコナゾール

特徴
» 真菌（かび）が細胞膜をつくるのを防ぎ、病気の原因となる真菌の増殖をおさえる
» 皮膚真菌症（白癬、皮膚カンジダ症、癜風、脂漏性皮膚炎）の治療に使われる

副作用
» 接触皮膚炎、かゆみ、使用部位の発赤・刺激感、紅斑、びらんなど

注意
» 目や、びらんの激しい皮膚には使用しない。飲まない

爪白癬治療薬

代表的な薬

ルコナック爪外用液

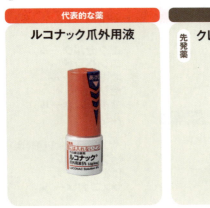

そのほかの薬

クレナフィン爪外用液

先発薬

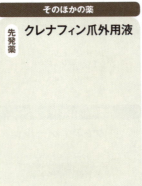

特 徴
- 爪白癬の原因、真菌の細胞膜の構成成分であるエルゴステロールの合成阻害作用により、真菌の増殖を抑制する
- 爪白癬の治療に使用される

禁 忌
- 本剤に対して過敏症になったことのある人

副作用
- 局所の皮膚乾燥・皮膚炎など

注 意
- 爪周囲の皮膚についた薬は拭き取ること

殺ダニ薬（疥癬）

代表的な薬
ストロメクトール

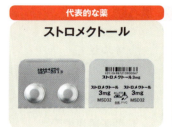

そのほかの薬
なし

特 徴
» 寄生虫（糞線虫、ヒゼンダニ）に働きかけてまひを起こさせ、寄生虫を死に至らせて駆除する
» 腸管糞線虫症、疥癬の治療に使われる

禁 忌
» オンコセルカ症またはロア糸状虫症の人など

副作用
» ［重大］中毒性表皮壊死症（P287参照）、皮膚粘膜眼症候群（P287参照）、肝機能障害、黄疸（P283参照）など
» ［そのほか］悪心、嘔気、めまい、かゆみ、下痢など

注 意
» 水のみで空腹時に服用する。脂肪分の多い食事と一緒にとると、血中の薬の成分濃度が上がるおそれがある
» 感染症（P284参照）にかかりやすい状態にある（HIV感染およびHTLV-1感染も含む）と、通常の回数以上の投与が必要になることがある
» 治療の初期、一時的にかゆみが増したり悪化したりすることがある

皮膚潰瘍治療薬（床ずれ）

代表的な薬
ゲーベン

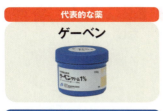

代表的なジェネリック医薬品
ポビドリン

そのほかの薬

先発薬
- アズノール
- オルセノン
- カデックス
- フィブラスト
- プロスタンディン

ジェネリック
- 亜鉛華単軟膏
- イソジンシュガー
- サトウザルベ
- スクロード

特徴
» 細菌（ブドウ球菌属、レンサ球菌属、クレブシエラ属、エンテロバクター属、緑膿菌、カンジダ属）の細胞膜、細胞壁に働きかけ、菌の増殖を防ぐ
» 床ずれのほか、外傷・熱傷および手術創等の二次感染、びらん・潰瘍の二次感染の治療に使われる

禁忌
» 本剤の成分またはサルファ剤への過敏症の既往歴、軽症熱傷など

副作用
» ［重大］汎血球減少、皮膚壊死、間質性腎炎（P283参照）など
» ［そのほか］疼痛、発疹、発赤、接触皮膚炎、光線過敏症など

鎮痒薬（かゆみ）

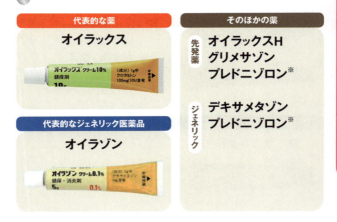

代表的な薬
オイラックス

代表的なジェネリック医薬品
オイラゾン

そのほかの薬

先発薬:
オイラックスH
グリメサゾン
プレドニゾロン※

ジェネリック:
デキサメタゾン
プレドニゾロン※

皮膚〔白癬 疥癬 そのほか〕

(特徴)
» 皮膚に軽い熱感を与え、湿疹やじんましん、神経皮膚炎、皮膚そう痒症などの皮膚のかゆみをおさえる

(副作用)
» 皮膚の刺激感（熱感、ひりひり感）、接触性皮膚炎（発赤など）など

(注意)
» 唇などの粘膜、目、目の周囲には使えない

※プレドニゾロンには先発薬とジェネリック薬が存在する

尋常性乾癬治療薬(外用薬)

代表的な薬
マーデュオックス軟膏

代表的なジェネリック医薬品
マキサカルシトール

そのほかの薬
先発薬
- オキサロール
- ドボネックス
- ドボベット
- ボンアルファハイ

特徴
» 表皮の角化細胞の増殖を抑え、表皮肥厚を改善する作用がある
» 皮膚の炎症をおさえる働きがあり、赤み、はれ、かゆみなどの症状を改善する

禁忌
» 皮膚感染症、皮膚潰瘍

副作用
» 高カルシウム血症、急性腎不全など

注意
» 腎機能低下

目

緑内障・白内障の薬

緑内障は、視神経が侵され、視野が欠けていく病気です。気づかないうちに悪化していることが多く、中心部しか見えなくなりついに失明することもあります。白内障は、眼のレンズにあたる水晶体が白濁し、しだいに視界がぼやけるようになりますが、手術が可能です。

ポイント1 緑内障は早期発見のための定期的な眼科検診が大事

　目の中の「房水」の流れが滞ると、眼球の内圧（眼圧）が上昇し、それが続くと視野が欠け、視力低下を起こします。緑内障の多くはこのような慢性型です。急性型は、眼圧が急激に上昇し、眼痛、頭痛、吐き気が起きて視力が落ちます。急いで手術をしないと失明することもあります。眼圧を下げるなどの治療で進行を遅らせることができるので、40歳以上では定期的に眼科検診をしましょう。

ポイント2 白内障は手術によって視力を回復することが可能

　加齢による白内障は60歳代で70％、80歳代ではほぼ全員に見られます。軽度の場合には進行を抑制する点眼薬を用います。症状が進行してきたら、水晶体の濁りを取り除き、人工の水晶体（眼内レンズ）に交換して視力を回復する手術を行います。近年は技術の進歩により短時間の手術が可能となり、日帰り手術が一般的になっています。

緑内障治療薬

代表的な薬
チモプトールXE

代表的なジェネリック医薬品
チモロールXE

そのほかの薬

先発薬
- アイファガン
- アイラミド
- エイベリス
- キサラタン
- レスキュラ

ジェネリック
- イソプロピルウノプロストン
- ニプラジロール
- ブリンゾラミド
- ラタノプロスト
- レボブノロール塩酸塩

特徴
» β受容体を遮断して房水ができる量を減らし、眼圧を下げ、緑内障による視野の悪化をおさえる
» 緑内障、高眼圧症の治療に使われる

禁忌
» 気管支ぜんそく（既往歴含む）、気管支けいれん、慢性閉塞性肺疾患、心不全、洞性徐脈、房室ブロック、心原性ショック、糖尿病、コンタクトレンズ使用者など

副作用
» ［重大］眼類天疱瘡（がんるいてんほうそう）、気管支けいれん、呼吸困難、呼吸不全、心ブロック、うっ血性心不全、脳虚血、心停止、脳血管障害、全身性エリテマトーデスなど
» ［そのほか］眼刺激症状（しみる）、結膜充血、霧視（かすむ）など

白内障治療薬

代表的な薬

カタリン

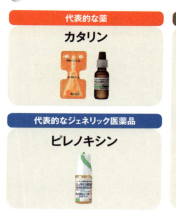

代表的なジェネリック医薬品

ピレノキシン

そのほかの薬

先発薬: **カタリンK** **タチオン**

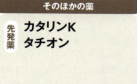

目（緑内障・白内障）

特徴
» 水晶体の水溶性タンパク質が変性して不溶性となることを防ぎ、水晶体が白く濁るのをおさえる
» 初期老人性白内障の進行を遅らせるために使われる

禁忌
» コンタクトレンズ使用者など

副作用
» 眼瞼炎（まぶたのただれ）、接触皮膚炎、びまん性表層角膜炎（眼痛、見えにくい、目の異物感）、結膜充血、結膜炎、眼刺激感、目のかゆみ、霧視（かすむ）、めやに、涙が出るなど

そのほか

痛みの薬

病気やけがなどのとき、その刺激が神経から脊髄を経て脳に伝わり、「痛み」を感じます。このような痛みは生体の危険を知らせる信号で、普通は治れば痛みが落ち着きます。しかし、病気やけがが治っても痛みが続き、弱まるどころかますます強くなることがあります。

ポイント1 慢性化した痛みにはいろいろな要因が絡んでいる

●血流が悪くなる

痛みの刺激が交感神経や運動神経に伝わって血管の収縮や筋肉の緊張が起こり、血流が悪くなります。

●痛みを起こす物質が放出される

血流が悪くなると、痛みを起こすブラディキニン、痛みを強めるプロスタグランジンが放出され痛みを増幅させます。

●心理的な要因

痛みに対して悲観的になったり仕事や家庭生活でストレスを抱えていたりすると、痛みが強く長引くこともあります。

ポイント2 強くて長引く痛みには医療用麻薬を使うことも

炎症がある急性の痛みにはNSAIDsなどの消炎鎮痛薬がよく効きますが、痛みを出す物質（ブラディキニン）が多過ぎるときはあまり効果が期待できません。強くて長引く痛みには、モルヒネなどの医療用麻薬を使うこともあります。

NSAIDs（サリチル酸系）

代表的な薬	そのほかの薬
アスピリン原末「マルイシ」	なし

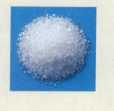

特徴
» 炎症をともなう痛みに使われる
» 最近はほかの散剤と混合して使用されることが多い

禁忌
» サリチル酸系薬過敏症、消化性潰瘍、アスピリンぜんそく（P282参照）、出血傾向など

副作用
» ［重大］ショック、アナフィラキシー様症状（P282参照）、出血、消化性潰瘍、ぜんそく発作誘発、肝障害
» ［そのほか］過敏症、結膜炎、じんましん、めまい、頭痛など

注意
» 血小板凝集の抑制効果があるので手術前1週間は服薬しない
» 使用の際は添付文書を要確認

NSAIDs（アリール酢酸系［フェニル酢酸系］）
エヌセイズ

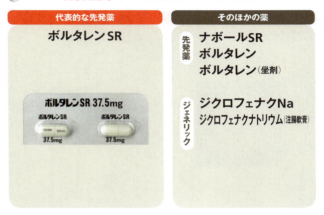

代表的な先発薬	そのほかの薬
ボルタレンSR	先発薬: ナボールSR／ボルタレン／ボルタレン（坐剤） ジェネリック: ジクロフェナクNa／ジクロフェナクナトリウム（注腸軟膏）

特 徴
» 関節リウマチ、腰痛症、腱鞘炎、神経痛、歯痛、風邪の解熱・鎮痛などの炎症をともなう痛みに使われる

禁 忌
» 消化性潰瘍、重い血液異常、肝・腎障害、高血圧症、心不全、アスピリンぜんそく（P282参照）など。坐剤・軟膏は、直腸炎、直腸出血、痔のときは禁忌

副作用
» ［重大］ショック、アナフィラキシー様症状（P282参照）、消化管潰瘍、急性脳症、脳血管障害、心筋梗塞、うっ血性心不全、重症ぜんそく発作
» ［そのほか］消化性潰瘍への胃腸障害、浮腫、ぜんそく発作、頭痛、眠気など

NSAIDs（アリール酢酸系［インドール酢酸系］）

エヌセイズ

代表的な薬	そのほかの薬
ランツジール	**先発薬** インテバン（坐剤） インドメタシン（坐剤） インフリー

特徴

» 体内で炎症などを引きおこすプロスタグランジンの生成を減らし、炎症や痛みなどを抑え、熱を下げる

» 関節リウマチ、変形性関節症、腰痛症、肩関節周囲炎、腱・腱鞘炎（塗薬で適応）の消炎・鎮痛に用いられる

禁忌

» 消化性潰瘍、重い血液・肝・腎障害、心不全、高血圧、膵炎、サリチル酸系薬（P257参照）過敏症、アスピリンぜんそく（P282参照）など

副作用

» ［重大］消化管穿孔、消化管出血、消化管潰瘍

» ［そのほか］発疹、かゆみ、頭痛、めまい、耳鳴り、口内炎、腹痛、軟便、肝機能異常、黄疸（P283参照）など

NSAIDs(プロピオン酸系)

代表的な先発薬
ロキソニン

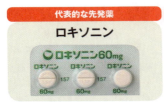

代表的なジェネリック医薬品
ロキソプロフェンナトリウム

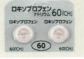

そのほかの薬

先発薬
- ソレトン
- ナイキサン
- ブルフェン
- フロベン
- ペオン

ジェネリック
- イブプロフェン
- ザルトプロフェン
- プラノプロフェン
- ロキプロナール

特徴
» 関節リウマチ、関節炎、神経痛、風邪の解熱・鎮痛など炎症をともなう症状に使われる

禁忌
» 消化性潰瘍、重い血液・肝・腎障害、心不全、高血圧、アスピリンぜんそく（P282参照）、HIV治療薬のジドブジン投与中。坐剤では、直腸炎・直腸出血・痔のときは禁忌

副作用
» ［重大］ショック、アナフィラキシー様症状（P282参照）、消化性潰瘍、胃腸出血、急性腎不全、間質性腎炎（P283参照）、肝障害、ぜんそく発作
» ［そのほか］食欲不振、腹痛、下痢、発疹、頭痛、眠気など

NSAIDs（オキシカム系）
エヌセイズ

代表的な薬	そのほかの薬
モービック	先発薬 バキソ フルカム ロルカム
代表的なジェネリック医薬品	ジェネリック ピロキシカム メロキシカム
ロルノキシカム	

そのほか［痛み］

特徴
» 関節リウマチ、変形性関節症、腰痛症、頸肩腕症候群の鎮痛・消炎などに使われる

禁忌
» 消化性潰瘍、重い血液・肝・腎障害、心不全・高血圧、アスピリンぜんそく（P282参照）など
» 坐剤では、直腸炎、直腸出血のある人は禁忌

副作用
» ［重大］消化性潰瘍、胃腸出血、重い肝障害
» ［そのほか］胃・腹部痛、胃・腹部不快感、食欲不振、悪心・嘔吐、下痢・軟便、口内炎、発疹、かゆみ、むくみなど

注意
» オキシカム系薬剤には半減期が長い薬剤もあるので、高齢者は副作用に注意する

NSAIDs（コキシブ系）

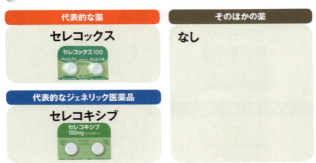

代表的な薬
セレコックス

代表的なジェネリック医薬品
セレコキシブ

そのほかの薬
なし

特徴
» 関節リウマチ・変形性関節症・腰痛症・肩関節周囲炎などの消炎・鎮痛に使われる

禁忌
» 尿路感染症治療に用いるST合剤（P123参照）の成分であるスルホンアミドの過敏症、アスピリンぜんそく（P282参照）、消化性潰瘍、重い肝・腎臓病、重い心不全、冠動脈バイパス再建術の周術期患者など

副作用
» ［重大］ショック、アナフィラキシー様症状（P282参照）、消化性潰瘍
» ［そのほか］肝機能の異常、腹痛、口内炎、下痢、悪心、消化不良、便潜血陽性、尿潜血陽性、発疹など

注意
» めまい、傾眠（P284参照）などの可能性。自動車の運転は要注意

アニリン系解熱鎮痛薬（非ピリン系）

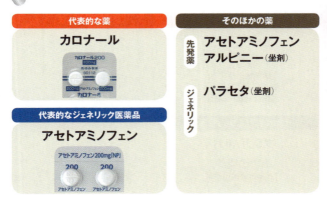

代表的な薬: カロナール

代表的なジェネリック医薬品: アセトアミノフェン

そのほかの薬
- 先発薬: アセトアミノフェン、アルピニー（坐剤）
- ジェネリック: パラセタ（坐剤）

そのほか（痛み）

特徴
» 海外では非ピリン系薬は鎮痛薬の第一選択薬
» 頭痛、腰痛症、がんの疼痛、歯痛、歯科治療後の疼痛、風邪の解熱・鎮痛などに使われる

禁忌
» 消化性潰瘍、重い血液・肝・腎障害、重い心不全、アスピリンぜんそく（P282参照）。内服では消化性潰瘍も禁忌とされる

副作用
» ［重大］ショック、アナフィラキシー様症状（P282参照）、肝障害、ぜんそく発作の誘発など
» ［そのほか］悪心・嘔吐、食欲不振、過敏症など

注意
» 薬によっては眠くなることがあるので、自動車の運転や高所での作業は控える

疼痛治療薬

代表的な薬

リリカ

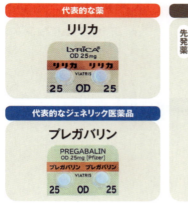

代表的なジェネリック医薬品

プレガバリン

そのほかの薬

タリージェ（先発薬）

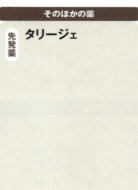

特徴
» 帯状疱疹後の神経痛などの神経障害性疼痛の第一選択薬

禁忌
» 本剤に対して過敏症になったことのある人

副作用
» ［重大］心不全、意識消失
» ［そのほか］錯乱、不眠症、めまい、傾眠(けいみん)（P284参照）、頭痛、便秘、悪心、発疹、関節の腫れ、浮腫、口の渇き、疲労、転倒・転落、体重増加、過敏症、胃不快感など

注意
» 自動車の運転や、高齢者の転倒に注意する
» 体重が増加しやすいので、毎日体重を測る

麻薬（モルフィナン系オピオイド）

そのほか〔痛み〕

代表的な薬
モルヒネ塩酸塩

代表的なジェネリック医薬品
モルヒネ硫酸塩水和物

※本剤は麻薬ですので、具体的な
パッケージの掲載を控えました。

そのほかの薬

（以下、がん性疼痛のみ）

先発薬
アンペック（坐剤）
MSコンチン
オキノーム
オプソ
ナルラピド
パシーフ

ジェネリック
オキシコドン

特徴
» 神経系のオピオイド受容体に作用し、強力な鎮痛効果を発揮
» 中等度から高度の疼痛をやわらげる
» 開腹手術後の痛みや、帯状疱疹後の神経痛、がんの痛みなど
によく使われる

禁忌
» 重い呼吸抑制、慢性閉塞性肺疾患、気管支ぜんそく発作中、
慢性肺疾患に続く心不全、けいれん、まひ性イレウス（P288参
照）、急性アルコール中毒、アヘンアルカロイド過敏症、出血
性大腸炎

副作用
» ［重大］呼吸抑制、せん妄（P286参照）、まひ性イレウス、肝障害
» ［そのほか］発疹、眠気、傾眠（P284参照）、めまい、発汗、しびれ、
便秘、吐き気、嘔吐、下痢、口のかわき、発熱、尿閉など

非麻薬系鎮痛薬

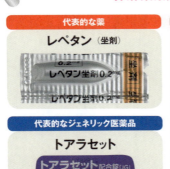

代表的な薬
レペタン（坐剤）

代表的なジェネリック医薬品
トアラセット

そのほかの薬

先発薬
- ツートラム
- トラマール
- トラムセット
- ノルスパン（テープ）
- ワントラム

後発薬
- トラマドール塩酸塩
- ブプレノルフィン

特徴
» 麻薬と類似した合成薬を使った鎮痛薬
» がんや手術後、心筋梗塞、胃・十二指腸潰瘍、腎臓・尿路結石、閉塞性動脈硬化症などの鎮痛に使われる

禁忌
» オピオイド過敏症、頭部障害、頭蓋内圧上昇、頭部障害、重い呼吸抑制、全身状態が著しく悪化している患者

副作用
» ［重大］ショック、アナフィラキシー様症状（P282参照）、無顆粒球症（P288参照）、けいれん、呼吸抑制
» ［そのほか］眠気、悪心、嘔吐など

そのほか

てんかんの薬

そのほか（てんかん）

てんかんは、脳の神経細胞が過剰に興奮し、脳に発生した異常な電気信号が広がって、けいれんなどの発作が起こる病気です。日本には約100万人の患者がいるといわれていますが、そのうちの多くの患者は、乳幼児期と60歳以上の老年期に発症しています。

ポイント1　てんかんには2つのタイプがある

　てんかんは、発作の起こりかたで「部分てんかん」と「全般てんかん」に分けられます。部分てんかんは、脳の一部で異常な電気活動が始まり広がっていくタイプで、てんかんの約6割を占めます。全般てんかんは、左右の脳で同時に異常な電気活動が始まるタイプで、多くは発作が始まったときに意識が失われます。

ポイント2　抗てんかん薬の服用で発作をおさえる

　「抗てんかん薬」をきちんと飲むことで、70〜80％の人は発作が起こらなくなります。興奮を伝達する脳の神経伝達物質の働きをおさえ、逆に鎮静や抑制にかかわる神経伝達物質の働きを強くすることで発作をおさえます。この薬は躁病やパーキンソン病などの精神・神経科領域での治療や、神経痛・片頭痛・線維筋痛症などの痛みの緩和にも使われます。薬での治療が困難なときは手術を行うこともあります。

267

抗てんかん薬（従来薬:分枝脂肪酸系薬）

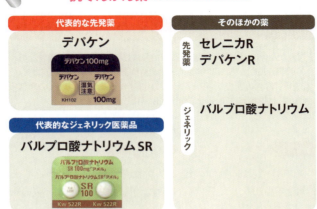

特徴
» てんかんの全般発作の第一選択薬であるとともに、片頭痛の発症の抑制に使われる

禁忌
» カルバペネム系抗生物質投与中、尿素サイクル異常症、重い肝障害

副作用
» ［重大］重い肝障害、貧血、急性腎不全など
» ［そのほか］傾眠（けいみん）（P284参照）、ふらつき、めまい、頭痛、嘔吐、食欲不振、胃不快感、倦怠感、夜尿・頻尿、発疹など

抗てんかん薬（従来薬・その他）

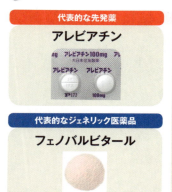

代表的な先発薬
アレビアチン

代表的なジェネリック医薬品
フェノバルビタール
淡紅色の散剤

そのほかの薬（先発薬）
テグレトール
ヒダントール
フェノバール
マイスタン
リボトリール

そのほか（てんかん）

特徴
» 血液中の濃度が有効域であるかを判断しながら、服用量を調節しつつ使用される
» てんかん発作の型別により、第一選択薬が異なる

禁忌
» 急性閉塞性隅角緑内障、重症筋無力症

副作用
» ［重大］皮膚粘膜眼症候群（P287参照）、中毒性表皮壊死融解症（P287参照）、劇症肝炎、間質性肺炎など
» ［そのほか］過敏症、血液障害、頭痛、口渇、複視（二重に見える）など

注意
» 種々の薬剤との相互作用が多いので併用薬に注意
» 飲み忘れに注意が必要

抗てんかん薬(新世代薬)

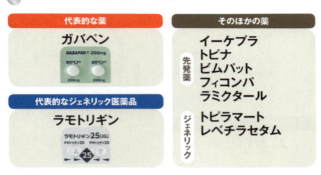

代表的な薬
ガバペン

代表的なジェネリック医薬品
ラモトリギン

そのほかの薬

先発薬
- イーケプラ
- トピナ
- ビムパット
- フィコンパ
- ラミクタール

ジェネリック
- トピラマート
- レベチラセタム

特徴
» ほかの抗てんかん薬で効果が不十分な場合に、それらと併用して飲む
» ガバペンは、末梢性神経障害性疼痛や線維筋痛症などの痛みをやわらげる作用がある

禁忌
» 本剤に対して過敏症になったことがある人

副作用
» ［重大］急性腎不全、皮膚粘膜眼症候群（P287参照）、肝障害
» ［そのほか］傾眠（P284参照）、めまい、ふらつき、頭痛、視力が下がる、倦怠感、肝機能異常、過敏症

注意
» 薬をやめると発作が再発するので、発作が起こらなくても薬を飲み続ける
» 眠気やふらつきが起こりやすいので、自動車の運転や高所での作業などに気をつける

そのほか

めまい・嘔吐の薬

めまい・嘔吐はさまざまな病気やストレス、薬剤などが原因で起こります。検査をしても疾患が見つからないストレス性のものもあれば、脳の重大な疾患が原因で起こるものもあります。

ポイント1 めまいの種類

●**浮動性めまい**（からだがフワフワするめまい）

ストレスなどが原因です。激しい頭痛、半身のしびれなどの症状があれば、すぐに脳神経内科・外科を受診します。

●**回転性めまい**（自分の周囲がグルグル回るようなめまい）

内耳にある三半規管に異常が生じて起こります。メニエル病、突発性難聴などが原因と考えられます。

●**脳血流低下によるめまい**

起立性低血圧、不整脈、貧血などによって起こり、自律神経失調や過労、ストレス、睡眠不足なども原因になります。

ポイント2 中枢性嘔吐と末梢性嘔吐では使う薬が違う

嘔吐は、神経、内分泌・代謝、消化器、循環器の疾患のほか、薬物やストレス、乗り物酔いなどが原因で起こります。脳の嘔吐中枢が刺激されて起こる「中枢性嘔吐」では抗ヒスタミン薬や抗精神病薬を使い、消化管などへの刺激で起こる「末梢性嘔吐」では胃腸機能調整薬を使います。

脳循環・代謝改善薬（めまい）

代表的な薬

アデホスコーワ（顆粒）

そのほかの薬

先発薬
ケタス
セロクラール

ジェネリック
イフェンプロジル酒石酸塩
ATP

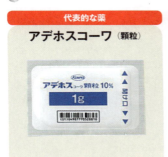

特徴
- 血管を拡げる作用によって、脳をはじめ、さまざまな臓器や組織の血流量を増加させる
- アデホスコーワ（顆粒）は、メニエル病や内耳障害によるめまいを改善する
- セロクラールは脳卒中後遺症にともなうめまいを改善する

禁忌
- 脳出血直後（ケタス、セロクラール）

副作用
- 悪心、嘔吐、口の渇き、食欲不振、頭痛、発疹、かゆみ、動悸、肝障害など

その他
- アデホスコーワは、心不全や、頭部外傷後遺症、慢性胃炎、眼精疲労における調節機能の安定化に効果がある

抗めまい薬（めまい）

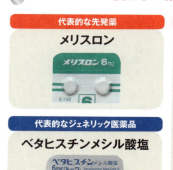

代表的な先発薬: メリスロン

代表的なジェネリック医薬品: ベタヒスチンメシル酸塩

そのほかの薬
- 先発薬: セファドール
- ジェネリック: ジフェニドール塩酸塩

特徴
» メリスロンは内耳の循環障害を改善したり、脳の血流量を改善したりする作用があり、メニエル病やメニエル症候群、めまい症にともなう、めまい・めまい感に効果がある

禁忌
» 重い腎障害（セファドール）

副作用
» 悪心、嘔吐、発疹など（以上メリスロン）
» 口の渇き、浮動感、不安定感、頭重感、発疹、眼調節障害、食欲不振、胸やけ、動悸、顔面熱感など（以上セファドール）

注意
» 抗めまい薬は対症療法薬なので、めまいの原因になっている治療を優先する

抗ヒスタミン薬（嘔吐）

代表的な薬
トラベルミン

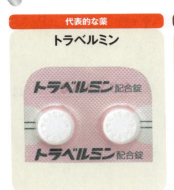

そのほかの薬
ドラマミン _{先発薬}

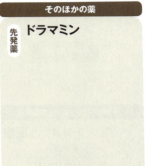

特徴
» ヒスタミンの作用をおさえて、内耳迷路と嘔吐中枢の興奮を鎮め、めまいや嘔吐を改善する
» 乗り物酔い、メニエル症候群にともなう悪心、嘔吐、めまいに使われる

禁忌
» 緑内障、下部尿路閉塞疾患（以上トラベルミン）

副作用
» 眠気、全身倦怠感、頭重感、めまい、動悸、口の渇き、過敏症、胸やけ、胃痛

注意
» トラベルミンはかみ砕くと苦みや舌のしびれ感が現れることがあるので、かまずに服用する
» アルコールとの併用で作用が増強するので、飲酒を控える

5-HT₃受容体拮抗制吐薬（嘔吐）

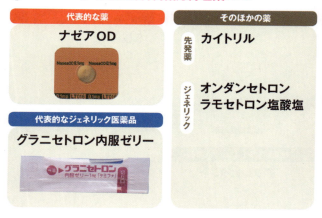

代表的な薬
ナゼアOD

代表的なジェネリック医薬品
グラニセトロン内服ゼリー

そのほかの薬
先発薬：カイトリル
ジェネリック：オンダンセトロン、ラモセトロン塩酸塩

特徴
» 嘔吐を誘発するセロトニンの働きをおさえる
» 抗がん剤にともなう悪心や嘔吐をやわらげる

副作用
» ［重大］ショック、アナフィラキシー様症状（P282参照）
» ［そのほか］肝障害、皮疹、頭痛、頭重

注意
» ナゼアODは口の粘膜から吸収されないので、唾液や水で飲み込む

ニューロキニン受容体拮抗薬（嘔吐）

代表的な薬
イメンド

代表的なジェネリック医薬品
アプレピタント

※写真省略

そのほかの薬
なし

特徴
- 日本で初めてのニューロキニン受容体拮抗薬
- 抗がん剤による悪心や嘔吐をやわらげる

副作用
- ［重大］皮膚粘膜眼症候群（P287参照）、穿孔性十二指腸潰瘍、アナフィラキシー（P282参照）
- ［そのほか］しゃっくり、肝機能異常、便秘など

注意
- コルチステロイドや5-HT$_3$受容体拮抗型の制吐薬と併用する

抗精神病薬(嘔吐)

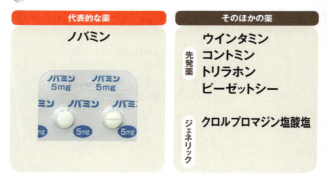

代表的な薬	そのほかの薬
ノバミン	先発薬: ウインタミン、コントミン、トリラホン、ピーゼットシー ジェネリック: クロルプロマジン塩酸塩

特徴
» 術前・術後などの悪心・嘔吐を改善する
» 統合失調症、躁病、神経症の不安、緊張、抑うつ、悪心・嘔吐、しゃっくり、破傷風にともなうけいれんや、鎮静薬や鎮痛薬の効力を強くする働きがある

禁忌
» 昏睡状態、循環虚脱状態、中枢神経抑制薬の強い影響下の患者。アドレナリン投与中(血圧低下の恐れ)、フェノチアジン系薬過敏症

副作用
» [重大] 遅発性ジスキネジア (P287参照)
» [そのほか] 血圧降下、頻脈(P288参照)、顆粒球減少、過敏症状、白血球減少症、錐体外路症状(P286参照)、縮瞳、錯乱、不眠など

注意
» 他の薬剤による中毒や嘔吐の症状をかくしてしまうことがある

そのほか

痔の薬

痔になると、肛門の周囲や奥が焼けるように痛んだり、重い鈍痛がしたりします。放っておくと手術が必要になったり、肛門のがんに進行したりします。また、出血や痛みの原因が肛門や直腸のがんだったということもありえますから、必ず医師の診察を受けてください。

ポイント1　痔が進行するとがんになることもある

　肛門の代表的な病気が「痔核（いぼ痔）」で、肛門の出口近くの皮膚の静脈に血栓ができる外痔核と、肛門の奥の直腸粘膜の下に静脈瘤ができて起こる内痔核とがあります。

　排便によって肛門の皮膚にできる傷が「裂肛（切れ痔）」で、排便時や排便後に痛みます。「肛門周囲膿瘍」になると、肛門と直腸の境に細菌感染が起こって、痛みや腫れ、発熱が発症し、痛くて座れなくなります。長年放っておくと進行してがんになることもあります。

ポイント2　便秘をしない生活習慣を身につける

　便秘にならない生活を心がけることが大切です。トイレは我慢せず、排便のときは無理にいきまないようにし、洗浄便座などで肛門を清潔に保ちます。長時間座り続けることを避け、軽い運動をすることも大切。食生活では、アルコールや香辛料など、肛門を刺激するものを避けます。

抗炎症作用薬

代表的な先発薬

プロクトセディル

そのほかの薬

先発薬： ヘモナーゼ／ヘモリンガル

ジェネリック： ネリザ軟膏・坐剤

代表的なジェネリック医薬品

ヘモレックス

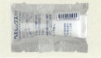

特徴
» 出血、疼痛、腫れ、かゆみなどの痔核の症状をやわらげる

禁忌
» 局所に結核性・化膿性・梅毒性の感染症（P284参照）、ウイルス性疾患、真菌症、本剤やそのほかの薬剤に対する過敏症（プロクトセディル）

副作用
» ［重大］長期に大量に使用することで、下垂体・副腎皮質機能を抑制する
» ［そのほか］皮膚の感染症、かゆみ（プロクトセディル）、下痢、便秘、食欲不振、発疹（そのほかの薬）

注意
» 長期間の使用で肛門周囲の感染症の原因になることがある（一部の薬）

循環改善作用薬

代表的な先発薬	そのほかの薬
ヘモクロン	先発薬 ボラザG（坐剤）
※写真省略	

特徴
» 循環障害を改善する作用がある
» むくみをおさえる作用がある
» 痔核や裂肛による出血や疼痛、腫脹などの症状をやわらげる

禁忌
» 本剤やアリニド系抗炎症薬（アセトアミノフェン［P171、263参照］など）に対する過敏症

副作用
» ［重大］アナフィラキシー様症状（P282参照）
» ［そのほか］発疹、下痢、発熱、腹痛、心悸亢進など

注意
» むくみ、呼吸困難などのアナフィラキシー様症状（P282参照）が現れたときは、すぐに使用をやめて医師の指示に従う

肉芽形成促進作用薬

代表的な薬	そのほかの薬
強力ポステリザン（軟膏）	なし

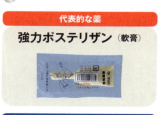

代表的なジェネリック医薬品

ヘモポリゾン軟膏

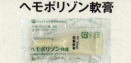

特徴
» 感染を防御する
» 肉芽の形成を促進する
» 痔核・裂肛の症状（出血、疼痛、腫脹、かゆみ）をやわらげる
» 肛門の周囲の湿疹・皮膚炎・軽度の直腸炎の症状を改善する

禁忌
» 局所に結核性・化膿性の感染症(P284参照)またはウイルス性疾患、真菌症、ステロイド薬であるヒドロコルチゾンの過敏症

副作用
» ［重大］緑内障、後嚢白内障
» ［そのほか］皮膚感染症、刺激感など

その他
» 定期的に緑内障・白内障の検査を受ける

病名・症状の
キーワード解説

アルファベット

MAO阻害薬（マオ）　モノアミン酸化酵素阻害薬。ドーパミンやセロトニンなどをまとめてモノアミン酸化酵素という。

ア行

悪性症候群（あくせいしょうこうぐん）　おもに抗精神病薬、抗うつ薬などの服用によって引き起こされ、高熱、発汗、手足のふるえ、こわばり、頻脈、血圧上昇、よだれなどの症状が出て、放っておくと死に至ることもある危険な状態（P347参照）。

アスピリンぜんそく　アスピリンなどの非ステロイド性抗炎症薬（NSAIDs）などによって引き起こされるぜんそくのような発作のこと。

アナフィラキシー　医薬品に対する急性の過敏反応で、皮膚のかゆみ、じんましん、腹痛・嘔吐、声のかすれ、息苦しさ、動悸、意識混濁などが起こる。気道狭窄や血圧低下のために死に至ることもある（P336参照）。

アナフィラキシー様症状　呼吸困難などのアナフィラキシー症状のうち、原因となる抗原やIgE抗体が特定できていないもの。

アルカローシス　血中のpHが7.45を超え、アルカリ性度が高くなった

282

状態。

イレウス（腸閉塞）　腸管がふさがって、食物、消化液、ガスなどの腸の内容物が通らなくなること。

インフルエンザ菌　おもに呼吸器や中耳に感染する細菌のひとつで、7つのタイプがある。肺炎や咽頭炎、慢性気管支炎などの感染症の起炎菌として知られている。

ウイルス　ウイルスは、「遺伝子とタンパク質の殻」という単純な構造からなる粒子で、遺伝物資の構造からDNAウイルスとRNAウイルスに分類される。新型コロナウイルスはRNAウイルスに属する。

黄疸　肝臓の機能が低下することで、肝臓でつくられるビルビリンという黄色い色素の血液濃度が増加し、皮膚や目の白目の部分が黄色くなる症状。強いかゆみや全身の倦怠感、食欲低下、眠れないなどの症状をともなう。

横紋筋融解症　筋肉の細胞が壊れて、筋肉痛、手足のしびれ、脱力、こわばり、全身倦怠感などが起こる（P347参照）。

カ行

間質性腎炎　おもに抗生物質、抗結核薬、解熱鎮痛薬などの医薬品が原因となり、腎臓の尿細管やその周囲の組織（間質）に炎症を起こす病気。全身性のアレルギー反応による発熱、発疹、関節の痛み、吐き気などの症状をもたらす（P342参照）。

感染経路　病原体が体内に入ってくる経路。おもに接触（経口）感染、

飛沫感染、空気感染などがある。

感染症（かんせんしょう）　ウイルスや細菌などの病原体が体内に入って生じる病気。

機能性ディスペプシア　胸やけ、食欲不振、腹痛、腹部膨満感などの症状があるものの、検査をしても異常が見つからないもの。

巨大結腸（きょだいけっちょう）　腸の一部または全体が広がって、腸内に大量の便が停滞する状態。がんこな便秘や腹部膨満が特徴。

傾眠（けいみん）　高齢者に多く見られる、浅く眠っている状態の意識障害。声をかける、肩を軽く叩くといった軽い刺激で意識を取り戻すが、注意は散漫で無気力になり、応答や行動も遅くなる。日付や今いる場所などがわからなくなったり、記憶が曖昧になったりすることも。食事を摂らず栄養不足に陥ったり、深刻な病気が疑われたりすることもあるので注意が必要。

血管神経性浮腫（血管性浮腫）（けっかんしんけいせい ふ しゅ）（けっかんせい ふ しゅ）　まぶた、くちびる、ほほ、顔、首などが突然大きく腫れる症状。腫れは口の中や喉、消化管などに出ることがあり、急速な呼吸困難を引き起こし、危険な状態となる。発見者の名前から「クインケ浮腫」とも呼ばれる。

ケトアシドーシス　感染症、激しい運動、ストレスなどにより体内のケトン体が増加し体が酸性に傾いた状態になることを「ケトーシス」といい、これが重症化したものを「ケトアシドーシス」という。I型糖尿病の急性合併症でよく見られ、喉の乾き、多尿、全身の倦怠感などの症状が急激に現れ、悪化すると呼吸困難や吐き気、嘔吐、腹痛、意識障害などが起こる。

サ行

再生不良性貧血　骨髄で血液がつくられなくなって、白血球、赤血球、血小板が少なくなる病気。貧血、出血傾向、感染症などが起こる（P338参照）。

ジギタリス中毒　ジギタリス製剤（P074参照）を必要以上に使ったり、低カリウム血症などからだの電解質に異常があったりするときに、吐き気や嘔吐、めまい、頭痛、見当識障害、視覚異常（光がないのにチラチラする、黄視、緑視、複視など）、不整脈などが起こること。

出血傾向　血小板の機能障害や血液凝固障害などによって、出血しやすくなったり、血液が固まらなくなったりする。抗凝固薬、抗血小板薬、多価不飽和脂肪酸などの血小板の凝集をおさえる薬によって起こる。

徐脈　脈が遅くなる不整脈で、成人で脈拍が60回／分未満になること。正常でも睡眠時やスポーツマンなどに見られることがあるが、黄疸（P283参照）、甲状腺機能低下症（P111参照）などによる病的なものだと、心臓が必要な酸素を送ることができず、めまいや息切れ、失神発作などを起こす。

新型コロナウイルス（SARS-CoV-2）　コロナウイルスは、ヒトに限らず家畜を含む多くの動物に感染して種々の疾患を引き起こす。ヒトに感染するコロナウイルスとしては、風邪の原因となる4種類のコロナウイルス（HCoV-229E、HCoV-OC43、HCoV-NL63、HCoV-HKU1）がよく知られる。これに加え、2002年から流行した重症急性呼吸器症候群コロナウイルス（SARS-CoV）、2012年から流行した中東呼吸器症候群コロナウイルス（MERS-CoV）が話題になった。

285

2019年から世界的に流行している新型コロナウイルス（SARS-CoV-2）は、ヒトに感染するコロナウイルスとしては7番目。（P043参照）
　※新型コロナウイルス（SARS-CoV）による感染症を「新型コロナウイルス感染症（COVID-19）」と呼ぶ。

心筋炎　心臓の筋肉に炎症が起こる病気。

心膜炎　心臓の外側の膜に炎症が起こったもの。

錐体外路症状　錐体外路系と呼ばれる神経の働きが悪くなり、からだの動きをうまくコントロールできなくなる症状。パーキンソン様症状やジスキネジアなども錐体外路症状のひとつ。

セロトニン症候群　脳内のセロトニン量が多過ぎることで引き起こされる症状の総称。頭痛やめまい、嘔吐、昏睡などの症状があり、最悪の場合は命にかかわることもある。

せん妄　高齢者に多く発症する意識精神障害。病気や薬の影響で一時的（数時間〜数週間）に意識障害や認知機能低下が起こり、周囲の状況がわからなくなる、幻覚、妄想などの症状が現れる。認知症と似ているが、せん妄には意識障害があること、突然発症すること、症状が時間とともに変化することなどが特徴。

タ行

胆道ジスキネジー　ジスキネジーとは「運動異常」の意味で、胆のうや胆管に腫瘍や結石、炎症などがないのに、右上腹部痛、吐き気、発熱などの胆石症と似たような症状を起こすこと。

遅発性ジスキネジア　顔の筋肉や口、顎、舌、手足などが自分の意思とは関係なく動くこと。

中毒性表皮壊死症（中毒性表皮壊死融解症）　38℃以上の高熱と、全身の赤斑、皮膚のはがれ、ただれ、やけどのような水ぶくれが広範囲にできる重い皮膚障害。のどの痛み、目の充血、唇のただれなどもともなう（P336参照）。

腸閉塞　腸管がふさがって、食物、消化液、ガスなどの腸の内容物が通らなくなること。イレウス。

　ナ行　

乳酸アシドーシス　血液中に乳酸が増え過ぎて血液が酸性になった状態。急激な食欲不振、吐き気、嘔吐、下痢、腹痛などがあり、進行すると過呼吸、脱水、低血圧、低体温、昏睡などを起こす。

　ハ行　

皮膚粘膜眼症候群（スティーブンス・ジョンソン症候群）　高熱や全身倦怠感などの症状をともなって、口唇・口腔、眼、外陰部などを含む全身に紅斑、びらん（ただれ）、水疱が多発し、表皮の壊死性障害が見られる疾患。眼では結膜の充血、偽膜形成、眼表面上皮（角膜上皮、結膜上皮）のびらん（上皮欠損）などが認められ、重篤な眼病変の場合には、治療が遅れると視力低下、失明などの後遺症を残すことが多い。ときに上気道粘膜や消化管粘膜を侵して呼吸器症状や消化管症状を併発する（P336参照）。

病原微生物　感染症を引き起こす微生物。ウイルス、細菌、真菌（カビ）が代表的。いずれも非常に小さいが、細菌や真菌は光学顕微鏡で見る

ことができるのに対し、ウイルスは光学顕微鏡を使っても見えず、観察には電子顕微鏡などの特殊な装置が必要。

日和見感染症　免疫力の低下により、通常では感染症を起こさないような病原体によって発症する感染症。

頻脈　脈が速くなる不整脈で、成人で脈拍が100回／分以上になること。正常でも運動や食事の後、緊張や興奮したときには頻脈になるが、発熱時、貧血時、甲状腺機能亢進症（P111参照）などで見られる病的な頻脈で、急激に脈が140回／分以上になるような場合は危険な状態。

マ行

まひ性イレウス　腸管の動き（蠕動運動）が鈍くなったり止まったりして生じる腸閉塞（P340参照）。

無顆粒球症　白血球の一種の顆粒球（好中球）がほとんどなくなって、病原菌を殺せなくなる状態。発熱、のどの痛み、首のリンパの腫れなどが起こる（P338参照）。

ヤ行

溶血性貧血　全身の倦怠感、頭重感、動いたときの動悸・息切れ、尿が濃くなるなどの症状が出る。眼球の白目の部分が黄色くなることもある。

2章

高齢者の
薬の基礎知識

高齢者のからだの特徴と服薬の注意

高齢者の服薬には、加齢によるからだの変化などから、一般の成人とは異なる注意が必要です。効果的な服薬のために、高齢者のからだの特徴を知りましょう。

❶ からだの水分量が減少して脂肪の量が増える

　人間のからだの60〜65％は水分だといわれています。しかし、この数字は一般的な成人のものです。体内の水分量は年齢とともに減少し、高齢者では50〜55％にまで減少します。これは、細胞内の水分量の低下によるもので、老化現象のひとつと考えられています。また、中年以降の代謝の低下にともない、脂肪が増えることも水分量低下の大きな原因といわれています。このような体内環境の変化は、薬の服用に際してもさまざまな影響を及ぼします。

　たとえば、高齢者が水溶性の薬を服用すると、からだの中で薬を希釈する水分が不足しがちとなり、血中濃度が高くなる傾向があります。一方で、体内に脂肪が多い人の場合、脂溶性の薬は体内により多く蓄積され、効果が強く現れたり、副作用を起こしたりします。女性の場合は男性よりも脂肪の割合が高く、水分量が低いことが多いので、とくに注意が必要です。服用時に水をコップ1杯多くとるだけでも、副作用のリスクはかなり低下するといわれています。

290

❷ 内臓機能の衰えにより薬の処理能力が低下する

　年齢とともに肝臓や腎臓をはじめとする臓器の機能が低下し、トラブルの原因となります。たとえば、服用した薬を代謝する肝臓の機能（処理能力）は、加齢による肝細胞の減少や血流の低下などによって、70歳では30歳のときの約半分にまで落ちるといわれています。使われなかった薬の成分を、尿として体外に排出する腎臓も同じです。腎臓の機能低下によって排泄も滞りがちになり、薬が体内に長くとどまることで副作用を起こしやすくなりますし、また、ろ過しきれずに体内に成分が蓄積される場合もあります。

　このように、高齢者は薬を分解したり排泄したりする処理能力自体が落ちていることを踏まえて、薬を使うことが大切です。

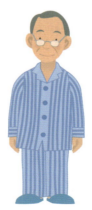

高齢者の薬の基礎知識

❸ 薬に対する感受性が若い人と違う

　高齢になるとからだの機能は衰え、薬の効果にも違いが出てきます。しかし、こうした変化は高齢になるほど個人差が大きく、高齢者でも若い人とほとんど変わらない場合もあり、症状の現れ方も人それぞれです。そのため、医師は患者の年齢や体重、症状や体調によって薬の量を加減しています。指定の用法・用量を守って使用することが大切です。市販薬では、15歳以上は一律の用量となっていますが、薬剤師に相談をして適量を決めるとよいでしょう。

❹ 副作用にも気をつける

　80歳以上の高齢者の約3割が、何らかの副作用を体験しているといわれるほど、高齢になると薬の副作用が出やすくなります。その原因としては、加齢によるからだの変化はもちろんですが、薬の作用がお互いに影響し合い、効果が変化する薬の「相互作用」が挙げられます。高齢になるほど複数の科や病院にかかっていることも多く、服用する薬が増えることで「相互作用」を起こし、思わぬ症状が現れてしまうのです。この相互作用は、血栓を防ぐワーファリンと納豆、血圧を下げるカルシウム拮抗剤とグレープフルーツジュースというように、食べものや飲みものでも出ることがあります。また、漢方薬や健康食品のなかにも相互作用を起こしやすいものがあるため、医師や薬剤師に確認しながら使用することが大切です。

❺ 視力や聴力の衰えによる飲み間違いや飲み忘れ

　高齢になると、視力の衰えから「用法・用量」の注意書きが読めなかったり、水薬容器の目盛りが見えなかったりするのが原因で薬を正しく飲むことができないことがあります。ほかにも、似たような形の薬を間違えて飲んでしまう、あるいは耳が遠くなっているために、正しい飲み方を指導されても聞きとれず、確認をしないまま間違った用法を続けてしまうなどということもあります。ご家族や介護者は、定期的に正しい用法・用量を確認し、間違いやすい薬には識別のためにシールを貼るなどの工夫をして、高齢者が誤った服用をしないように注意しましょう。

　また、記憶力の低下などから、薬を飲むことを忘れてしまったり、ときには「飲んだか、飲んでいないか」がわからなくなってしまうこともあります。1回分の薬をまとめて「一包化」してもらったり、市販の「お薬カレンダー」を利用したりして、できるだけ薬の管理を簡単にし、飲み忘れが一目でわかるようにするとよいでしょう。

高齢者の薬の基礎知識

❻ 薬の使用状況については必ず医師に報告を

　持病などで薬の服用が長期間になると、飲み忘れだけでなく、できるだけ薬は飲みたくない、副作用が出たなどの理由から、自己判断で薬の量を減らしたり、飲まなくなってしまったりすることがあります。

　また、その一方で、多くの人がサプリメントや健康食品などを利用していますが、こうした健康補助食品の使用については、医師に相談や申告をしていないことも多いようです。

　医師は、あくまで処方された薬を患者が指示どおりに使用していることを前提に治療を行っています。処方された薬をきちんと飲まなかった場合や、処方以外のサプリメントや健康食品を使っている場合に申告がないと、誤った治療法を選択してしまい、不治の原因となる可能性もあります。

　副作用が出たときはもちろん、薬を変えたい、やめたい（減らしたい）場合にも、勝手な自己判断はせず、必ず医師や薬剤師に報告・相談をしましょう。

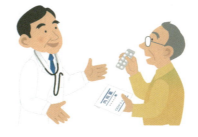

❼ ものがうまく飲めない嚥下障害に注意

高齢になると、筋力の低下などによりものを飲み込む「嚥下」機能が低下し、錠剤やカプセルの薬が飲み込みにくくなることや、粉薬を誤って気管に入れてしまう「誤嚥」を起こすことがあります。「嚥下障害」の症状があると薬が飲みにくいだけでなく、食事を十分にとれなくなったり、誤嚥によって肺炎を引き起こしたりすることもあります。とくに、脳卒中を起こした後は、嚥下障害をともなう場合が多いため、注意が必要です。

嚥下障害がある高齢者に対しては、カプセル錠ではなく、小さな錠剤にするなど、医師や薬剤師に相談して、できるだけ飲みやすい薬を処方してもらいます。また、水はむせやすく飲みにくいため、とろみ剤やくずなどでとろみをつけるなど、薬のとり方を工夫することも必要です。

❽ 薬の用法・用量を守り、正しい飲み方をする

錠剤やカプセルを水なしで飲んだり、お茶やジュースで飲んだりする人がいます。こうした誤った薬の飲み方は、薬の効果を十分に引き出すことができないだけでなく、のどや胃を荒らし、炎症を起こすなど、トラブルの原因となります。

薬は必ず指示された時間と用法・用量を守って使用しましょう。内服の場合は、水をひと口飲むだけでなく、できればコップ1杯程度の多めの水で飲むようにしましょう。

高齢者の薬の基礎知識

薬の種類と正しい使い方を知っていますか

薬には、その効果を引き出すためにいろいろな形（剤形）のものがあり、薬の性質によって使用方法も違います。正しい使い方を知って、薬と安全に付き合いましょう。

☞ 投与方法と剤形　薬の2つの分類法

薬には、効果・目的（胃薬や鎮痛薬など）や販売方法（一般用医薬品と医療用医薬品）をはじめいろいろな分類法がありますが、薬の特徴を知るためには、薬の投与方法と薬の形（剤形）で分けて考えるとよいでしょう。

投与方法による分類

内用薬（内服薬）と外用薬、注射用薬に分かれ、どの投与法を用いるかは、薬の性質や患者の症状、あるいは効き目のコントロール（より即効性が求められる場合など）といった、そのときの条件によって異なります。

剤形による分類

いろいろな薬をその「形」で分けたもので、薬の性質は問いません。同じ成分の薬でも患者の年齢や状態に合わせて、内用の散剤や錠剤、外用の貼付剤、注射用剤など、複数の剤形が存在するものや、反対に同じ錠剤でも内用ではなく、膣内に挿入したり、専用の液に溶かして外用、また

は注射用薬として使用するものなど、薬の性質や作用、投与方法がまったく異なる場合もあります。いずれも使いやすく、より安定した形で薬の効果を十分に引き出すために、それぞれの目的に適した形に加工され使用されています。

薬の投与方法による分類

☞内用薬

薬の特徴	経口で投与され、おもに胃や腸から吸収させた後、全身に作用させる。
おもな剤形	散剤、顆粒剤、錠剤、カプセル剤、液剤、ドライシロップ剤

☞外用薬

薬の特徴	直接皮膚や粘膜などの患部に使用するタイプと、皮膚や粘膜から吸収させ、全身に作用させるタイプのものがある。
おもな剤形	液剤、坐剤、点眼剤、点鼻剤、点耳剤、軟膏剤、貼付剤、吸入剤、錠剤

☞注射用薬

薬の特徴	血管や皮膚、筋肉に直接注入し、全身にすばやく作用させる。
おもな剤形	注射用液剤、散剤（専用の液で溶かしてから使用）

高齢者の薬の基礎知識

薬の剤形別 特徴と使い方

粉薬(こなぐすり)

溶けやすく、速い効果が期待でき、患者の状況に合わせて量を調節することが可能。粒子の大きさによって、散剤・細粒剤・顆粒剤の3タイプに分かれる。

特徴	**散剤(さんざい)** 薬をそのまま粉末にした、粒子の細かいもの。 **細粒剤(さいりゅうざい)** 表面に香りや甘みをつけてコーティングした、粒子が中程度の大きさのもの。 **顆粒剤(かりゅうざい)** 表面に香りや甘みをつけてコーティングした、粒子が大きなもの。ほとんどのものは内服薬だが、専用液に溶かして使用する点眼剤や注射液などの外用薬もある。
使用法	内服の場合は、水またはぬるま湯とともに服用する。
注意	飲みにくい場合はオブラートに包んだり、粉薬用のカプセルに入れたりして飲む。ぬるま湯に溶かす、とろみをつけて服用するなどでもよい。

錠剤(じょうざい)

薬を圧縮して固めたもので、一定量を正確に服用できる。直径8〜15mmほどのものが多いが、大きな錠剤は高齢者には飲みにくい場合もある。

☞ 内服薬(水で飲むタイプ)

特徴	**裸錠(らじょう)** 薬の成分を圧縮して成形し、表面になにも加工をしていないもの。半分に割ったり、粉砕することができるものが多く、量を調節できる。 **糖衣錠(とういじょう)・コーティング錠** 飲みやすくするため、表面を糖でおおったもの。 **フィルムコーティング(フィルムコート)錠** 飲みやすくするため、表面を水溶性の高分子化合物でおおったもの。糖衣錠とともに、コーティングには光や湿気に対する安定性を向上させる意味もある。 **腸溶剤(ちょうようざい)** 薬の成分が胃酸によって変化したり、胃を刺激したりするため、胃液内(酸性)では溶けにくく、腸で溶けるコーティングを施したもの。 **徐放剤(じょほうざい)・持続性錠(じぞくせいじょう)** 薬の成分がゆっくりと溶け出し効果が長続きするように、速効性と遅効性の薬剤が混合されたもの。
使用法	ヒートシール*から取り出して、コップ1杯の水またはぬるま湯で服用する。

＊薬をアルミなどの金属やフィルムなどで1個ずつ包装したもの。

注意	腸溶剤と徐放剤は、かみ砕いたり粉砕したりするとその特性を失い、トラブルの原因にもなるため、そのまま飲み込むこと。

☞ 内服薬（水なしで飲めるタイプ）

特徴	**舌下錠**（ぜっかじょう） 発作時に舌下で溶かし、舌の粘膜からすみやかに吸収されるように、溶けやすく加工してある裸錠の一種。発作時の頓服に多いが、普通に内用として用いる場合も。 **チュアブル** 水なしでもかみ砕いて飲めるよう、甘みと香りがつけられたもの。 **口腔内崩壊錠・OD錠**（こうくうないほうかいじょう・オーディーじょう） 水なしでも飲めるように、唾液によってすみやかに溶けるよう加工されたもの。
使用法	チュアブル、口腔内崩壊錠とも、口の中で溶かすか、かみ砕いて飲み込む。
注意	口の中で溶けるようにつくられているため、湿気に弱い。ヒートシールから取り出したらすぐに使用する。保管にも注意が必要。舌下錠以外は口の中で溶けても吸収はされないので、溶かした後に飲み込まなければならない。

☞ 外用薬

特徴	**トローチ錠** 口の中でゆっくり溶けるように加工したもの。

使用法	途中でかんだりせず、口の中で溶かしながら使用する。

膣錠（ちつじょう）

特徴	膣内に挿入し、分泌液で溶けるように加工されたもの。
注意	錠剤のため、内服薬と間違えて服用してしまうことがあるので注意が必要。ただし、万が一服用しても、薬の効能は発揮できないが大きなトラブルにはならない。

付着（貼付）錠（ふちゃく（ちょうふ）じょう）

特徴	薬効成分を直接患部につけて浸透させるように加工されたもので、口内炎などで口腔内の粘膜に付着させて使用する。
使用法	患部に付着層をあてて使用する。口腔内に使用する際は、唾液を軽く拭き取ってから貼るとつきやすい。
注意	接着面を間違えないようにし、一度つけたら自然に消滅するまではがしたりしないこと。

溶解錠（ようかいじょう）

特徴	点眼剤、含嗽剤（がんそうざい）、消毒剤など、指定の液に錠剤を溶かして外用液をつくる。
使用法	添えられた溶解液に溶かし、それぞれの使用目的に合わせて用いる。
注意	溶解液は使用直前につくる。つくり置きをしない。有効期限内に使用する。

高齢者の薬の基礎知識

301

カプセル薬

カプセルが溶けて成分が放出するため、錠剤より効き始めるのが速いとされる。

特徴	**硬カプセル** おもに粉末や顆粒の薬をゼラチンでできたカプセルに充てんしたもの。大きさや溶出性の異なる薬を混合して充てんすることができ、薬の苦みやにおい、刺激もカプセルに閉じ込めることができる。 **軟カプセル** 液状、油状の薬をゼラチンにグリセリンを加えたカプセル基材のシートで包み、成形したもの。
用途	大半は内用薬だが、専用器に入れて吸入する外用の吸入剤もある。
使用法	内用薬はヒートシールから取り出し、水またはぬるま湯で服用する。
注意	カプセルを外したりつぶしたりしないこと。薬の苦みやにおい、刺激が強くなり飲みにくくなるだけでなく、複数種の顆粒が入っている場合は効果に問題が起きる可能性もある。 また、カプセルがゼラチンでできていることから、粘膜に付着しやすく、十分な水分（水かぬるま湯）とともに服用しないと咽頭や食道の粘膜に付着して潰瘍を起こすことがある。

液剤（えきざい）

薬を水や少量のアルコールなどに溶かして液状にした薬。液状のため、固形の粉末や錠剤と比べて吸収が速く、用量の調節も簡単にできる。

☞ 内服薬

	液剤（内服液剤）
特徴	液剤のうち、内服で使用するもの。エキス剤、シロップ剤など、甘みや香りをつけて飲みやすくしている。
使用法	付属の計量カップで必要量を量るか、薬びんの目盛りに従って計量し、服用する。
注意	薬の分解や微生物の影響を受けやすいため、薬びんには直接口をつけないようにし、保存方法や使用期限にも注意する。懸濁液剤（にごった液体）は、直前によく振ってから計量、使用する。

	ドライシロップ剤
特徴	薬に白糖などを加えて顆粒状にしたシロップ剤。使用時に水を加えて懸濁液剤にして使用する。
使用法	水に溶かして飲むが、そのまま服用してもよい。
注意	溶かした液は時間が経つと薬効が低下するものが多いので、服用直前に溶かす。

☞ 外用薬

	消毒剤・含嗽剤（がんそうざい）
特徴	そのまま使用する場合と、水などで希釈する場合がある。

高齢者の薬の基礎知識

注意	希釈する場合は、定められた希釈濃度を守ること。濃過ぎても薄過ぎても、期待する効果は得られない。

点眼剤

特徴	薬の成分を水溶液や懸濁液（けんだくえき）に溶かして、目に直接滴下できるよう、無菌的に調整したもの。
使用法	容器の先端がまつげやまぶたに触れないように目から少し離して点眼する。点眼後はまばたきをせず、目頭の下を押さえしばらく目を閉じて、あふれた液を拭き取る。
注意	2種類以上の点眼薬を使用する場合、どちらを先に使っても問題ないが、5分以上間をあけて点眼する。基本的に、コンタクトレンズは外して使用する。

点鼻剤

特徴	薬の成分を溶液に溶かし、鼻の粘膜に直接噴霧できるようにしたもの。
使用法	使用前に軽く鼻をかんでから、容器をよく振る。顔を前に傾け、片方の鼻孔をふさぎ、もう一方の鼻孔内に容器の先端を入れて、鼻から軽く息を吸いながら指定の回数噴霧する。噴霧後は、頭を後ろに傾けて薬が行き渡るようにし、数十秒間そのままの姿勢を保つ。

点耳剤

特徴	薬の成分を溶液に溶かし、耳に滴下できるようにしたもの。

| 使用法 | 点耳するほうの耳を上にして横になり、指定量を滴下して、しばらくその姿勢を保つ。 |
| 注意 | 点耳後は、薬が行き渡るまで数分間、横になること。 |

噴霧剤

薬を水や少量のアルコールなどに溶かして液状にした薬。液状のため、固形の粉末や錠剤と比べて吸収が速く、用量の調節も簡単にできる。

特徴	**エアゾール吸入剤（噴霧剤）** 薬の成分を水溶液や懸濁液に溶かして、充てんしたガスの圧力で噴霧できるようにしたもの。
使用法	本体から直接噴霧するか、専用の噴霧器や吸入器に装着して使用する。
注意	ガスが引火しないよう、火の近くや高温になりやすい場所には置かない。

軟膏剤

薬の成分を油性や水性の基材に均一に混ぜ合わせた半固形剤。油性のものを軟膏剤、乳性のものをクリーム剤、懸濁性のものをゲル剤という。

| 特徴 | 皮膚に塗布する薬は、必要な部位に局所的に効果を現す場合がほとんど。症状によって軟膏剤やクリーム剤、ゲル剤を使い分ける。 |

高齢者の薬の基礎知識

305

使用法	使用法は使用目的や薬の特性によって異なる。そのまま塗る単純塗布と、塗布後ワセリンや亜鉛華軟膏を重ね塗りしてガーゼで保護する重層塗布が多い。塗布後、ポリエチレンフィルムで被って密封する療法もある。
注意	チューブの口を患部につけないように注意する。軟膏を用いる場合は、入浴後10分以内に塗布すると効果が上がるといわれている。

坐剤

薬の成分を軟膏剤のように油性や水性の基剤に混ぜ、一定の形に成形したもの。肛門内や膣内に挿入して全身に作用させる場合と局所的に作用させる場合とがある。

特徴	油脂性基剤のものは体温で溶け、水溶性の基剤は50℃前後から溶け出すようにつくられている。これを肛門や膣内に挿入して吸収させる。内服よりも効果がすみやかに現れる。
使用法	横向きに寝て、プラスチック手袋などをして坐剤をつまみ、薬の先端から指の第一関節分が入るくらいまで入れる。挿入後はティッシュペーパーなどで押さえて2〜3分間そのままの姿勢を保つ。
注意	できるだけ排便後に使用する。体温で溶けるものは冷所で保管する。

貼付剤

薬をプラスチック製フィルムなどにのばしたものを皮膚に貼りつけて使用。局所的に作用する湿布薬と皮膚から持続的に吸収させる経皮吸収剤がある。

	ハップ剤
特徴	薬の粉末をグリセリン、水などの基剤と混ぜ合わせ、ガーゼや不織布にのばして加工したもの。水分を含むため厚くなる。湿布薬として局所的に使うことが多い。
注意	患部に傷やかぶれがないか確認してから使用する。

	プラスター剤
特徴	薬の粉末を脂溶性の基剤と混ぜ合わせ、布やプラスチック製フィルムなどに貼りつけたもの。
注意	粘着力が強いため、かぶれに注意。経皮吸収剤の場合、薬効が持続するように定められた時間で貼り替える。

注射剤

薬を水溶液や懸濁液に溶かして直接血管や皮膚、筋肉などに注入できるように無菌的に調整したもの。

特徴	薬の成分を水溶液や懸濁液に溶かして、直接血管や皮膚、筋肉に注入できるように無菌的に調整したもの。
用途	通常は医師の管理下で使用するが、インスリンやインターフェロンなど、患者が自宅で使用可能なものもある。

高齢者の薬の基礎知識

薬を飲む時点と回数

薬にはそれぞれの服用時点が決められています。薬効を効果的に引き出すために、薬の服用を生活習慣に組み込み、飲み忘れや2度飲みなどを防ぎましょう。

☞ 薬の効果を決める血中濃度と有効域

　薬は、その成分が血液中に入り吸収が進んで血中濃度が上昇し、一定の閾値（最小有効濃度）を超えたときに効果が現れ始めます。薬の血中濃度が低ければその効果を十分に発揮することができず、反対に血中濃度が有効濃度よりも高くなると、副作用などの反応が強く出てしまいます。

　薬の血中濃度は、ピーク（最高血中濃度）に達すると代謝や排泄が進み次第に減少する、右ページのグラフのような経過をたどります。このため、薬の血中濃度をできるだけ有効域内にとどめ、薬効を維持することが重要となります。

　薬が効果を発揮している有効濃度維持時間が過ぎるころに次の薬を投与し、再び血中濃度を有効域にもっていくような薬の使用量と使用間隔が決められるのです。

服用時点を守って、薬をより効果的に

　薬の服用時点は、このような薬の性質とそれぞれの特性に合わせて決められています。そのため、決められた服薬時点と用法・用量を守らないと、期待する効果を得られないことがあります。たとえば、糖尿病に使われる血糖降下剤を食事の直前に飲むのは、食事を終えて血糖値が最高になっているときに薬の効果がピークとなるように調整されているためで、これを食事を終えてから飲んでも効果はありません。次ページからは、いろいろな薬の服用時点とその目安を紹介していますが、このほかにも薬の血中濃度を一定に保って効果を維持させるために、6時間や8時間など、決められた時間ごとに服用するものもあります。服用の間隔と回数を守って薬を正しく使用しましょう。

●吸収薬の服用効果の経過

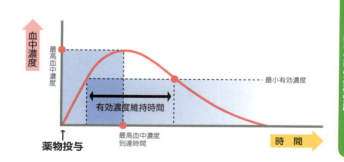

服用時点の目安

食前

飲む時間

食事の30分前

胃の中が空だと薬が吸収されやすく、効果も速く現れますが、反面、胃を刺激し、荒らすことも。食事時点に薬効がピークになるよう、胃に刺激の少ない薬を飲みます。

おもな薬

食欲増進薬、糖尿病薬、漢方薬、吐き気止めなど

食直前

飲む時間

食事の直前、箸をつける前

食後の急激な血糖値の上昇をおさえる糖尿病の薬は、食後に飲んでも効果が現れるまでに時間がかかり間に合いません。食直前の服用を守ることが大切です。

おもな薬

糖尿病薬

食直後

飲む時間

食事の直後、箸を置いたらすぐ

胃の中に未消化の食べものがあるため、薬はゆっくりと吸収されます。効果が現れるのは遅くなるものの、胃を荒らすことは少ないようです。胃障害を起こしやすい、刺激の強い薬に多いです。

おもな薬

鎮痛薬、高脂血症治療薬など

食後

飲む時間

食後30分

胃の中には食べものがあり、薬はゆっくりと吸収される状態です。比較的胃を荒らさず、飲み忘れないよう、内服薬の多くはこの指示が出ます。30分待つことで飲み忘れるようなら、食事のすぐ後に飲んでもかまいません。

おもな薬

鎮痛薬、胃薬、風邪薬など

食間

飲む時間

食事と食事の間、食後約2時間

食前と同じように胃が空になった状態で、かつ、食べものの影響を受けないように、食事から2時間後くらいを目安にします。漢方薬のように、吸収されにくく、胃を荒らしにくい薬がこれにあたります。

おもな薬

漢方薬、胃粘膜保護剤など

起床後

飲む時間

起床直後

よりよく薬を吸収し、副作用を避けるために、朝起きたときの空腹の状態で飲みます。

おもな薬

骨粗しょう症治療薬

就寝前

飲む時間

就寝30分前

胃の状態とは関係なく、効果の現れる時間（睡眠導入剤は15〜30分後、緩下剤は6〜8時間後など）を予測して飲みます。

おもな薬

睡眠導入剤、緩下剤、胃酸分泌抑制剤、ぜんそくの発作予防薬

頓服（とんぷく）

飲む時間

指示された症状が出たとき

胸が苦しい、痛みが強い、熱が高いなど、特定の症状が出たときに飲みます。

おもな薬

狭心症発作薬、鎮痛消炎剤、抗うつ薬など

高齢者の薬の基礎知識

こんなときどうする？

高齢者にとっては身近な「薬」でも、意外と知らないことは多いもの。薬の飲み方や扱い方など、今さら人に聞けないあれこれを、簡単な解決策とともにお知らせします。

❶ 薬を飲み忘れた！

☞ 解決策

**飲み忘れに気づいた時点で飲んでよい薬と
飲んではいけない薬とがある**

　薬は指定の用量・用法を守って使用することで、効果を発揮します。常用している薬がある場合は、「吸収薬の服用効果の経過」（P309）のように、薬の成分が常に一定量の血中濃度を保っていることが大切です。そのため、1日3回服用の薬なら次の服用まで4時間、1日2回の薬なら6時間、1日1回の薬の場合は8時間以上あけて飲むようにします。次の服用時間をずらすことが可能なら、飲み忘れに気づいてからすぐに服用してかまいません。もし、時間をずらすことができず、次の服用時間が近づいているようなら、その回はお休みします。

　ただし、血糖値を下げる糖尿病治療薬のように、薬によっては指定の時間外で飲んではいけない薬もあります。薬によって対処法はさまざまですから、勝手な判断は禁物。

あらかじめ医師や薬剤師に飲み忘れたときの対処法を聞いておくとよいでしょう。

☞ **解決策**
薬の飲み忘れを防ぐ手軽な方法

●**薬を決まった場所に置く**
　食卓など、必ず目にする場所にわかるように置いておきます。本人だけでなく、家族や介護者にも確認できる場所がよいでしょう。
●**服薬の時点を一定にする**
「お茶を飲む前」「歯磨きの後」など、薬を飲む時点を一定化して習慣にします。
●**薬の種類が多いときは一包化してもらう**
　複数の薬を飲んでいて、管理が煩雑になったときは、薬を1回分ずつ「一包化」してもらいましょう。薬によっては一包化できないものもあるため、まずは薬剤師に相談を。
●**お薬カレンダーやピルボックスを使う**
　細かく仕切られたポケットに「朝」「昼」「夕」「就寝前」それぞれの薬を入れて壁に掛ける「お薬カレンダー」や、1回分ごとの薬を入れる「ピルボックス」など、便利な小物も市販されています。

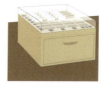

高齢者の薬の基礎知識

❷ 複数の医療機関を受診しているので、薬の飲み合わせが心配

☞ 解決策

「かかりつけ薬局」を決めて薬剤師に相談しよう

　高齢者の場合、複数の疾病を抱え別々の病院にかかっている人も多く、そこで処方される薬もさまざまです。薬の種類が増えると、飲み合わせによって副作用が出たり、薬が効かなくなったりすることがあります。なかには、名前は異なるものの、成分や働きが同じような薬が複数出ていたり、一緒に飲んではいけない薬が別々の病院から処方されていたりすることもあります。

　しかし、こうした薬を管理し、飲み合わせや副作用の問題をチェックするのは、一般には難しいことです。そこで頼りになるのが、「かかりつけ薬局」です。「かかりつけ薬局」を1つに決めておけば、いつも飲んでいる薬と新たに処方された薬の飲み合わせに問題があっても、薬剤師が医師に連絡をして薬の確認や変更などの対応をしてもらうことが可能です。定期的に通う薬局に、日ごろの健康状態や生活環境なども理解し、さまざまなアドバイスをくれる薬剤師がいれば、とても心強く、安心です。

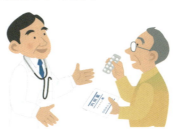

☞ 解決策
「おくすり手帳」を活用して薬の記録を残そう

　薬局で薬を調剤してもらったときに、薬の種類と情報を記入したり、シールを貼ったりして渡してくれる「おくすり手帳」。かかりつけ薬局と同じように、「おくすり手帳」も1冊にまとめて、医療機関を受診するときや、薬局で薬を調剤してもらう際には必ず持参するようにしましょう。

　あなたの氏名や年齢、連絡先などの基本情報と、薬の処方日や商品名、処方量、服用回数・方法などのほか、アレルギーの有無や、これまでに薬を服用して起こった副作用、薬局で買った市販薬、飲んでいるサプリメントや健康食品なども書き留めておけば、その人の服薬の履歴が一目でわかります。

　外出先での急な病気や事故に対する備えとしてはもちろん、災害時にもこの「おくすり手帳」があれば、避難先で適切な対応を受けることが可能となります。持病があり薬を常用している人は、「おくすり手帳」を常にバッグの中などに入れ、外出時には携帯するように心がけるとよいでしょう。

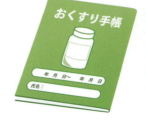

高齢者の薬の基礎知識

❸ サプリメントや健康食品は薬ではないから
いろいろ利用しても大丈夫!?

☞ 解決策

**サプリメントや健康食品にも「飲み合わせ」があるため、
必ず医師に申告しよう**

　健康志向の高まりから、さまざまな種類やタイプのサプリメントや健康食品が市販されています。これらは薬ではなく「栄養を補助する食品」として扱われるため、その効能や効果は保証されません。また、摂取量の上限は決められていても下限はなく、利用者が自分で判断し、定められた範囲で利用するのが基本となっています。「薬ではない」という気軽さなどもあって、これらを毎日複数種類利用している人も多いようです。

　しかし、薬との「飲み合わせ」のほか、サプリメントや健康食品同士の「飲み合わせ」もあります。また、それぞれに含まれている量は微量でも、複数種をとることで栄養素の過剰摂取になることもあります。サプリメントや健康食品を利用する場合も、必ず医師に申告・相談をしましょう。

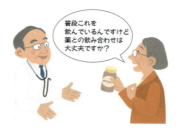

**より正確な飲み合わせを知るために、
メーカーの電話サービスを利用してみる**

 とはいっても、実際の医療現場では、薬同士の相性とは違ってサプリメントとの飲み合わせに詳しい医師や薬剤師が少ないのも事実です。

 たとえば、ハーブの一種であるセントジョーンズワート（西洋オトギリソウ）と強心薬や抗てんかん薬、抗不整脈薬、免疫抑制剤を併用すると薬が効かなくなることは有名ですが、このような例は別として、1人の医師や薬剤師がサプリメントや健康食品のすべてを把握するのは不可能といえるでしょう。

 こうした流れを受け、サプリメントの大手メーカーのなかには、自社が販売するサプリメント約100品目と、市販薬も含めた医薬品約3万2千品目との飲み合わせをデータベース化し、薬の効き目がどのように変化し、どの程度時間をあければ問題ないか、などといった利用者からの質問にアドバイスする電話サービスを行っているところもあります。愛用しているサプリメントの飲み合わせが気になる人は、こうしたサービスを利用してみるのもよいでしょう。

❹ 薬とお茶やコーヒー、アルコールの飲み合わせが気になる

👉 解決策
薬を飲むときは、コップ1杯の水かぬるま湯でという基本を守る

「薬をお茶で飲んではいけない」というのは、お茶やコーヒー、紅茶などに含まれるカフェインが、薬の効き目に影響を与えるからです。カフェインに興奮作用があることはよく知られていますが、鎮静薬と一緒に服用すると、この作用によって薬の効き目がおさえられ、十分な効果を得ることができません。

また、血栓予防のワーファリンや痛風治療薬、せき止めなどにも影響を与えます。もちろん、カフェインの影響を受けない薬もたくさんありますが、やはり、薬は水かぬるま湯で飲むのが無難でしょう。水で飲むことにより、薬が溶けて吸収しやすくなります。ただ、水の量が少ないと、薬の吸収が低下したり遅くなったりして、薬の効果が悪くなることがあります。

なお、水のなかでも、カルシウムやマグネシウムを多く含むものは、薬の吸収に影響が出るため要注意です。日本の水道水は軟水なので問題ありませんが、ペットボトルのミネラルウォーターの場合、海外のものなどに多いミネラル分の多い硬水の商品は避けるようにしましょう。

👉 解決策
薬を常用している人は、飲酒はできるだけ控えよう

　お茶やコーヒー以上に、アルコールには多くの飲み合わせの危険があります。一緒に飲むことでアルコールや薬の作用が強く出たり、効き目をおさえたりと、さまざまな作用をもたらしてしまいます。なかには重大な副作用をもたらし、生命の危機に陥る場合もあります。とくに、睡眠薬のハルシオンやデパスなどの精神安定剤や、トフラニールなどの三環系抗うつ剤を用いると、効果が強まり昏睡や心停止に陥ることがあるため、注意が必要です。

　また、普段から大量にお酒を飲んでいると、薬の効果が正しく現れなかったり、副作用が強くなったりすることもあります。

　薬を常用している人は、できるだけお酒を控えるのがベストですが、お酒好きの人にとっては、なかなかそうもいかないもの。飲み合わせには、同時に服用しなければよい組み合わせ、あるいは時間をずらしても絶対に飲んではいけない組み合わせなど、さまざまなパターンがありますから、医師や薬剤師に相談して、お酒と薬、両方と上手に付き合いましょう。

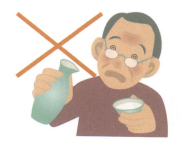

高齢者の薬の基礎知識

**❺ 薬をうまく飲み込めないときは、
ご飯に混ぜて飲んでも大丈夫!?**

☞ **解決策**

**ご飯には混ぜないで。
市販の嚥下補助製品を利用してみよう**

　年齢が進むにつれ、加齢による機能の低下などから嚥下障害をもつ人が増えてきます。嚥下障害がある人には、医師から錠剤やカプセルを粉砕して飲むように指示が出されることがあります。

　しかし、粉薬ものどに引っかかったりむせたりして、飲みにくいものです。かといって、食事に混ぜて飲むのは、味覚や舌触りの点からも賛成できることではありません。

　こうした場合、かつては薬をオブラートに包んで飲むのが一般的でしたが、最近では袋型になったオブラートをはじめ、嚥下ゼリーやとろみ剤など、さまざまな嚥下補助製品が市販されています。飲み込むのが苦手な人は、これらを使ってみるのもよいでしょう。

　ゼリーを使用する場合は、薬をそのままゼリーに混ぜるのではなく、スプーンにとったゼリーに薬をのせ、さらに上からゼリーをのせて薬を包み込むようにして口に運ぶと、薬の苦みや匂いも少なく、飲みやすいようです。

乳幼児への対応を参考に工夫する

　嚥下障害がある高齢者の薬の服用の参考になるのは、同じように薬をうまく飲めない乳幼児への対応です。
　たとえば、
① 粉薬に少量の湯を混ぜてペースト状にし、上あご、または頬の内側に塗って少量の水で飲んでもらう
② ぬるま湯に薬を混ぜ、スプーンやスポイトを使ってひと口分ずつ飲んでもらう
③ 水薬の場合は、1回分を冷凍庫で凍らせ、シャーベット状にしたものを口の中で溶かしながら食べてもらう
などの工夫をすると、飲みやすいようです。
　また、どうしてもうまくいかない場合は、アイスクリームや牛乳、メープルシロップやコンデンスミルクなどに混ぜて飲むのもよいでしょう。アイスクリームは、少し溶けてやわらかくなったものに混ぜるようにします。ただし、スポーツドリンクやオレンジジュースなどに混ぜると、薬だけのときより苦みが増してしまうことがあるため、避けるようにしましょう。

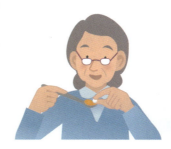

高齢者の薬の基礎知識

❻ 薬の量を自分で加減したり
勝手にやめてしまったりしてもよいもの?

☞ **解決策**

安易な自己判断での加減は危険!
必ず医師に相談を

長く同じ薬を飲み続けていると、薬に慣れて、「今日は調子がいいから薬はいいや」などといって勝手に薬をお休みしたり、反対に調子が悪いといつもより多めに飲んだりする高齢者もいるようです。

最近は、薬を処方してもらうときに一緒に薬のプロフィールが渡されます。これによって、出された薬がどんな作用をもたらすものなのかがひと目でわかり、一般の人でも大まかな判断がつけやすくなりました。しかしこのことも、こうした行為を助長しているようです。

とはいえ、薬に関して一般の人が勝手な自己判断をするのは危険です。薬によって症状が改善されたわけではなく、飲み続けることで症状を「おさえて」いる場合には、一度中断したことで症状が逆戻りしてしまうこともあります。

また、複数種の薬が出ている場合は、1つの薬をお休みすることで全体のバランスが崩れてしまい、今まで出なかった副作用が出てしまう可能性も。薬との付き合いが長いからといって、安易な自己判断はしないようにしましょう。

解決策
やめてもよい薬と、やめてはいけない薬の見極めが大切

薬には、
① 医師の判断を待たずにやめてもよいもの
② 症状がなくても処方分は飲み切ったほうがよいもの
があります。

①の代表は、下剤や鎮痛剤などです。これらは、「今ある症状をやわらげ、自然治癒の手助けをする」対症療法薬のため、症状が軽くなって飲むのを忘れるようになったら、やめてもよい時期と判断してかまいません。

一方、②の代表は、血液中の成分濃度を一定に保つことで効果が現れる抗生物質です。対症療法薬と違って1、2回の投与では菌を全滅させることはできないため、ある程度同じ間隔を保って血中濃度を上げなくてはいけません。症状だけを見るとよくなったように思えても、菌が完全に死滅していないため、途中でやめてしまうと菌が再び増殖したり、体内に耐性ができたりして、次に抗生物質を投入しても効き目が悪くなってしまうことがあるからです。そのため、対症療法薬以外の薬は、症状が消えても処方された分は飲み切り、次の指示を待つようにしましょう。

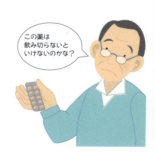

この薬は飲み切らないといけないのかな？

高齢者の薬の基礎知識

❼ 睡眠導入剤を飲み続けても大丈夫？

👉 解決策
最近は習慣性や副作用の少ないものが主流だが、短期の使用にとどめる努力を

かつては、睡眠導入剤（睡眠薬）といえば連用による習慣性や、大量に服用したときの生命の危険性などから「危ない」薬と思われていました。しかし、現在では習慣性も少なく、副作用の少ないベンゾジアゼピン系のものが主流を占めるようになり、「寝つけない」「眠りが浅い」ことの多い高齢者にとっては、身近な薬のひとつとなっています。

しかし、安全性が向上したとはいえ、危険がまったくないわけではありません。高齢者は若い人に比べて薬の分解スピードが遅いため、作用時間が長引いたり、薬を飲んでから寝るまでの間の記憶が残らない、いわゆる「健忘」が生じたり、長期間の大量使用によって禁断症状を起こしたりすることもあります。必要以上に恐れる必要はありませんが、やはり、生活習慣を見直して、できるだけ短期間の使用にとどめるよう努力することが大切です。

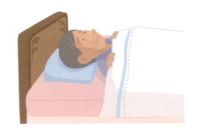

❽ 漢方薬と病院の薬を併用しても副作用はない？

☞ **解決策**
漢方薬にも副作用や飲み合わせがあるので、医師や薬剤師に相談する

現在では、8割を超える医師が治療において処方しているといわれるほど、身近なものとなった漢方薬。漢方薬には副作用がなく、ほかの漢方薬や医療薬品との飲み合わせにも問題がない、と思っている人も多いようですが、残念ながらこれは間違いです。

確かに、漢方薬は効き目がおだやかで、副作用も少ないことで知られています。しかし、副作用や飲み合わせがまったくないわけではありません。本来の漢方薬は、その人の「証（からだの状態）」を見ながら基本となる薬を組み合わせて薬を「加減」して用いるものですが、現在、保険適用となっているエキス剤ではこの加減ができません。そのため、ほかの薬と同じように副作用や飲み合わせの問題が出てしまうことがあるのです。

「漢方薬だから安心」と思わず、市販のものを求める場合も、必ず薬剤師に相談しましょう。

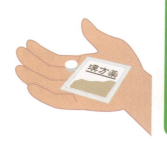

❾ 湿布薬でかぶれるときはどうすればよい？

👉 解決策

ガーゼを1枚挟むだけでも、かぶれにくくなる

　手軽に使える湿布薬ですが、効き目が強く迅速に出るものほど、かぶれなどのトラブルも多いようです。とくに、高齢者の場合は肌も弱くなっていますから、鎮痛や消炎などの局所的作用を目的とする湿布薬でかぶれた場合には、すぐに使用を中止して、かぶれにくいソフトタイプの湿布薬や、同じ成分の軟膏などに変えてもらうよう、医師や薬剤師に相談してみましょう。軽度の場合は、湿布する時間を短くする、汗をかいたらこまめに貼り替えるなどして対応します。湿布と患部の間にガーゼを1枚挟むだけでも、刺激がやわらぎ、かぶれにくくなります。

　また、皮膚から吸収させて全身に作用する経皮吸収剤の場合は、一定の時間で貼り替えながら長時間貼り続ける必要がありますが、まったく同じ部位に貼る必要はないため、少しずつ場所を変えることでかぶれを防ぎましょう。

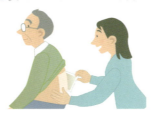

⑩ 冷湿布と温湿布の使い分けはどうする?

☞ **解決策**

急性の症状＝冷湿布、慢性の症状＝温湿布が基本

　一般用医薬品として市販されている湿布には、メンソール、ハッカ油、カンフルなどの刺激成分が含まれた冷湿布と、トウガラシエキスなどの血行促進成分が含まれ、ぽかぽかと感じる温湿布があります。

　これらは、効果や含まれている鎮痛成分は変わらず、使用に関しても明確な法則はありませんが、冷湿布は打ち身や打撲、ねんざなどの急性期の熱をもった症状に使用し、温湿布は慢性期の腰痛や肩こりなどに使われるのが一般的です。

　トウガラシエキスが入った温湿布はかぶれやすいため、肌の弱い人は注意しましょう。また、最近は、ボルタレン（ジクロフェナクNa）などの医療用成分を配合したものも出回っていますが、こうした強い効果のある湿布薬は「アスピリンぜんそく」（P282参照）と呼ばれるぜんそくのような発作を起こす副作用もあるため、注意が必要です。

高齢者の薬の基礎知識

⓫ 人からもらった薬、飲んでもよい？

☞ 解決策

飲み合わせなどから事故になることもあるため安易な薬のやりとりは厳禁！

　高齢になるほど、生活習慣病など、同じような病気を抱えて、似たような薬を飲んでいる人が多くなります。そのため、残った薬を「もったいない」と思ったり、親切心から薬を融通し合ったりすることも多いようです。

　しかし、同じ病気の薬だから大丈夫だろう、という安易な考えによる薬のやりとりが重大な事故を引き起こしてしまうこともあります。一見同じような症状でも、原因が異なれば処方される薬も違いますし、高齢者の場合はその人の体型や体力によっても、処方されている薬の用量が異なります。同じ睡眠導入剤でも、現在服用しているほかの薬との飲み合わせや個人の体力の違いによって薬が「効き過ぎ」てしまうこともあるのです。

　こうしたトラブルを避けるためにも、他人から薬をもらったり、あげたりすることがないよう、ご家族や介護者も注意しておきましょう。

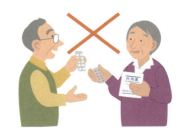

⑫ 市販薬と処方薬の違いと切り替えの目安

☞ **解決策**

**市販の薬を使用して2〜3日しても治らない場合は
医療機関を受診する**

　町の薬局で手に入れることのできる薬は「市販薬」「一般用医薬品」と呼ばれ、消費者が自分の判断で自由に購入・服用できる薬です。一方、病院の薬は「医療用医薬品」または「処方薬」といい、医師の処方がなければ手に入れることができません。

　よく、市販薬は処方薬より薬の成分量が少なく種類も違うという人がいますが、最近は処方薬の成分を市販薬に転用した「スイッチOTC」などにより、処方薬と同成分同含量の薬も増えてきました。そのため、症状が軽い場合には市販薬で2〜3日様子を見て、それでも症状の改善が見られない場合には医師の診断を受けるという使い分けが可能になっています。また、市販薬には1つの薬に何種類もの成分が含まれていますが、処方薬の場合は1つの薬に1つの成分が基本です。つまり、不特定多数の人のさまざまな症状に対応できるよう、いろいろな成分が入っている市販薬に対し、病院では医師があなたの症状に合わせて成分を選んでくれているわけです。そのため、処方薬を飲んでいるときに市販薬を飲むと、相互作用を起こすことがあります。処方薬を飲んでいる場合は市販薬は控えましょう。

高齢者の薬の基礎知識

⓭ 処方された薬の使用期限は？

☞ 解決策

処方薬は、処方された日数が使用期限と考える

市販薬の場合、使用期限は外箱などに書かれた日付に従って利用しますが、処方薬には使用期限が書かれていません。処方薬の使用期限については2つの考え方があります。1つは市販薬と同じように薬の薬効期限で考えるもの、もう1つは薬の効果とは無関係に、処方された際の患者の症状に対する有効期限と考えて、「医師の処方した日数まで」とするものです。

後者は、医師の診察の結果、その患者の症状に合わせた薬を処方していて状態が変化すれば薬も変わること、処方どおりに使用していれば、基本的に処方した日数までに薬を使い切るはず、ということに基づいた考え方です。

ただし、特定の症状が出たときに使用する頓服薬や、慢性の病気で長期的に同じ薬を飲んでいる場合には、薬の薬効期限＝使用期限と考えて、薬剤師に確認をしてから使用するとよいでしょう。

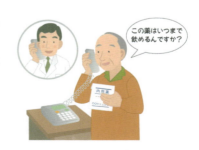

⑭ 薬はどうやって保管すればよい?

☞ 解決策
薬の成分変化が起こりにくい冷暗所=冷蔵庫で保管する

　高齢者は長期的に同じ薬を飲んでいることも多く、長い場合では3カ月分もの薬が処方されることがあります。こうした薬をどう保管したらよいのでしょう。

　薬の成分である化学物質は、さまざまな条件に影響されて成分変化を起こします。変化した薬は、本来の効果が期待できないだけでなく、変化によって新しく生まれた化学物質が何らかの影響をおよぼして、それが副作用として現れてしまうこともあります。そのため、できるだけ成分変化の起こりにくい場所での保管がポイントとなります。

　薬の成分はおもに光（とくに紫外線）、温度、湿度、微生物の影響で変化しますから、保管するのは遮光されていて、温度、湿度が低く、微生物が繁殖しにくい場所、すなわち、冷蔵庫がよいでしょう。ほかの食品とはしっかり区別して、事故のないよう管理をしてください。

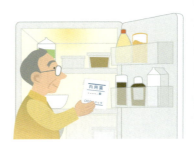

こんな副作用が出たら要注意

薬には、症状の軽重にかかわらず、さまざまな副作用が出る可能性が
あります。発現率はわずかでも、重大な副作用を見逃さないために、副
作用の基本を知っておきましょう。

☞ 副作用は、すべての薬で起きる可能性がある

　副作用とは、薬を使用したときに目的とは異なる作用が
出ることで、狭義においては、「薬の使用によって現れた有
害な作用のうち、薬との因果関係を否定できないもの」を
指します。一般的には、副作用というとこの狭義のものが
イメージされるようですが、たとえば、風邪薬を利用した
ときに眠くなるというのも、副作用のひとつです。

　薬は、できれば必要な場所に必要なだけ効くことが理想
です。しかし、血液と一緒にからだ中を回って作用をする
性質上、必要のないところにも働きかけて、思わぬ症状を
引き起こしてしまう可能性をなくすことはできません。ま
た、アレルギーなどでもわかるように、人のからだの反応
は実にさまざまで複雑です。そのため、副作用の内容も、
眠気などの軽いものから命にかかわるものまでいろいろで
すし、その発現時期も、使用後すぐに現れるものから数週
間から数カ月、場合によっては1年以上の使用を経て現れ
るものまで、実に多様です。さまざまなデータや研究結果
から、「この薬によってこんな副作用がもたらされる可能性

がある」ということはわかっても、それがどれくらいの割合で出るのかもわからず、薬の組み合わせや利用者の体質によっては、いまだ知られていない副作用が出る可能性もある、というのが現実です。そのため、実際に発現する確率は低くても、慎重に対処しなければならないのです。

☞ 副作用の症状や状態によって異なる対処法

薬を使い始めて「いつもと違う」「なんか変だな」と感じたら、すぐに医師に相談してください。副作用も、早期における処置が予後を決定します。万一、それが重篤な症状をもたらすものだったとしても、早めに対処すれば、重症化を防ぐことが可能です。

副作用への対処法は、その症状によっても異なります。重い副作用の場合は、直ちに使用を中止し、適切な処置をする必要がありますが、軽い場合は、注意して様子を見ながら治療（使用）を続けたほうがよい場合もありますし、あるいは薬の量を減らすだけで大丈夫なこともあります。

そして、こうした薬の継続・中断の判断は、薬を利用した人の状態によっても異なるのです。一般的には継続して様子を見るような薬でも、高齢者の場合は使用を中止したほうがよいこともあります。副作用が出たからといって勝手な判断をせず、必ず医師に相談しましょう。

高齢者の薬の基礎知識

☞ 副作用が起こる3つの原因

副作用の原因は、

①からだがその薬に過敏に反応するアレルギー反応

②薬がもっているもともとの作用（二次的薬理作用）

③薬が効き過ぎる過剰作用

という3つの要素に分けられます。

①のアレルギーは、からだが異物である薬の成分を排除しようとする反応が過剰に起きるもので、個々の体質や体調などによって現れることが多く、予測もしにくいものです。ただし、一度副作用を起こした薬には、次も反応する可能性が高いため、副作用の情報は必ず医師に伝えて記録し、使用を避けるようにすることが大切です。

②は、薬がもともともっている作用が副作用となる場合です。さまざまな成分が配合された薬には複数の薬効があるため、目的以外の作用が出てしまうことがあります。こうした副作用は薬本来の作用のため起こりやすく、症状もある程度予想ができます。このケースのものは症状も軽いことが多いので、一般的には日常生活に支障がなければ治療を優先して薬を続けることが多いようです。

③は、何らかの理由で薬が目的以上に強く作用してしまう中毒作用の一種で、患者の体質によって効果が出過ぎる場合と、からだの機能低下により、薬の代謝や排泄が悪くなっているために起こる場合とがあります。この場合、医師の指示によって薬の量を減らすことで対処します。

☞ 副作用を予防するために

　「副作用に注意」といわれるような薬の場合も、実際に副作用が出る確率はそれほど高くはありません。とはいえ、まれにしか起こらないものの、一度起こると重篤な症状を引き起こす可能性が高い副作用の場合は、早期に発見し、対処しなくてはなりません。とくに薬の使用後、発疹、高熱、吐き気、下痢、悪寒、強い倦怠感、手足のしびれ、ふらつき、めまいなどの症状が出たときは、重篤な副作用の初期症状の可能性があります。ただちに医師に相談しましょう。次ページから、重篤な症状をもたらす副作用について、その症状と原因となる可能性のある薬を一覧で紹介しています。

　副作用で苦しまないためには、患者の側も注意をする必要があります。薬を使用する際には以下のことを心がけ、不用意な使用による副作用を予防しましょう。また、薬の処方時に、注意すべき副作用の有無やその初期症状、対処法についてあらかじめ医師に説明を受けておくことも大切です。

●副作用を出さないための注意
①決められた用法・用量を守る
②自分のからだに関する情報を、できるだけ多く医師や薬剤師に伝えておく
③異変を感じたら、すぐ医師または薬剤師に連絡する
④自分が飲む薬の知識をもつ

高齢者の薬の基礎知識

おもに皮膚や粘膜に症状を起こす副作用

アナフィラキシー

解説	急性の重度な過敏症アレルギーのひとつ。重篤な場合は生死にかかわり、緊急の対応が必要となる。多くの場合、薬を使用して30分以内に発症する
症状	じんましん、呼吸困難、血圧低下、下痢、腹痛、意識の混濁、動悸
原因薬	抗がん剤、非ステロイド性消炎鎮痛薬、抗菌薬など

皮膚粘膜眼症候群(スティーブンス・ジョンソン症候群)

解説	高熱をともなう発疹・発赤、やけどのような水ぶくれなどが、全身の皮膚、口、目の粘膜に現れる。多くの場合、薬を使用して2週間以内に発症する
症状	高熱、目の充血、めやに、まぶたの腫れ、のどの痛み、唇や陰部のただれ、排尿や排便時の痛み
原因薬	抗生物質、解熱消炎鎮痛薬、抗てんかん薬、総合感冒薬(市販の風邪薬)など

中毒性表皮壊死症(中毒性表皮壊死融解症)

解説	皮膚粘膜眼症候群の進展型と考えられ、より重篤な皮膚症状
症状	皮膚粘膜眼症候群と同じ症状で、より広範・重篤な皮膚症状
原因薬	抗生物質、解熱消炎鎮痛薬、抗てんかん薬、総合感冒薬(市販の風邪薬)など

薬剤性過敏症候群

解説	高熱とともに全身に赤い斑点が見られ、リンパ節が腫れたりする。多くは薬の使用後2週間以上経って発症し、薬の使用を中止しても症状が1カ月くらい続くことがある
症状	皮膚の広範囲での赤疹、高熱、のどの痛み、食欲不振、リンパ節の腫れ、全身がだるい
原因薬	抗てんかん薬、痛風治療薬、不整脈治療薬など

急性汎性発疹性膿疱症

解説	高熱とともに全身に赤い斑点が見られ、この上に白っぽい膿のようなぶつぶつ（小膿疱）が出る。薬の使用後数日で発症することが多く、使用を中止すると約2週間で発疹は軽快する
症状	高熱、皮膚の広範囲での発疹、赤くなった皮膚の上に白い小膿疱、全身がだるい、食欲不振
原因薬	抗菌薬、痛風治療薬、抗てんかん薬など

薬剤による接触皮膚炎

解説	皮膚についた化学物質が原因となって、皮膚にかゆみや痛みを起こさせ、赤くなる、腫れる、ぶつぶつが出る、ただれるなどの炎症を起こす。いわゆる「かぶれ」のこと
症状	ひりひりする、赤くなる、かゆみ、じんましん
原因薬	塗り薬、貼り薬、点眼薬、点鼻薬、消毒薬など

高齢者の薬の基礎知識

おもに血液と循環器に症状を起こす副作用

再生不良性貧血

解説	骨髄での血液の形成が低下し、血小板・赤血球・白血球のすべてが減少する (汎血球減少症)
症状	あざができやすい、皮膚や粘膜が青白く見える、歯肉出血、鼻出血、発熱、のどの痛み、疲労感、動悸、息切れ、血尿
原因薬	抗がん剤、抗生物質、解熱消炎鎮痛薬、抗てんかん薬など

薬剤性貧血

解説	血液中の赤血球やヘモグロビンの濃度が減少し、体内の酸素が少なくなる。薬を飲み始めてすぐに症状が出る場合と、数カ月後に出る場合がある
症状	顔色が悪い、疲れやすい、倦怠感、動悸、息切れ、頭が重い
原因薬	抗生物質、解熱消炎鎮痛薬、消化性潰瘍治療薬など

無顆粒球症 (顆粒球減少症、好中球減少症)

解説	血中の白血球のなかでも好中球 (顆粒球) が減少し、体内に侵入した菌への抵抗力が弱まる
症状	突然の高熱、のどの痛み、悪寒
原因薬	抗甲状腺薬、血栓予防薬、サラゾスルファピリジン (リウマチ治療薬)、消化性潰瘍治療薬、解熱消炎鎮痛薬、抗不整脈薬など

血小板減少症

解説	止血・血液の凝固作用のある血小板が減少すること。薬の使用を中止し、適切な治療を行うことで、1週間前後で血小板数は回復し始める
症状	手足に点状出血、あざができやすい（紫斑）、出血しやすい（歯ぐきの出血・鼻血・生理が止まりにくい、血尿、血便）
原因薬	抗がん剤、インターフェロン製剤

血栓症（血栓塞栓症、塞栓症、梗塞）

解説	突然血の塊（血栓）で血管がつまること
症状	手足のまひやしびれ、しゃべりにくい（脳梗塞）、胸の痛み、呼吸困難（心筋梗塞や肺塞栓）、片方の足の急激な痛みや腫れ（深部静脈血栓症）
原因薬	女性ホルモン薬、ステロイド（副腎皮質ホルモン）薬、止血剤、白血病治療薬など

播種性血管内凝固（全身性凝固亢進障害、消費性凝固障害）

解説	血が著しく固まりやすくなることによる臓器障害や、血栓を溶かすための過剰な生理反応による極端な出血傾向が現れる。がんや重症の感染症患者に多い
症状	あおあざができやすい、出血しやすい（鼻血、歯ぐきの出血、血尿、鮮血便、目［結膜］の出血などの出血症状）、意識障害、呼吸困難、動悸、息切れ、尿が出なくなる、黄疸
原因薬	抗がん剤、抗生物質など

高齢者の薬の基礎知識

おもに消化器系に症状を起こす副作用

消化性潰瘍

解説	胃や十二指腸潰瘍の粘膜が荒れ、潰瘍ができること
症状	胃痛、胃もたれ、胸やけ、食欲不振、吐き気、空腹時にみぞおちが痛い、黒色便、吐血
原因薬	解熱消炎鎮痛薬、ステロイド（副腎皮質ホルモン）薬、骨粗しょう症治療薬、総合感冒薬（市販の風邪薬）など

まひ性イレウス

解説	腸管の動きが悪くなること
症状	腹部膨満感、強い便秘、腹痛、吐き気、嘔吐
原因薬	鼻炎薬、アヘン系鎮痛薬、免疫抑制剤、抗精神病薬、鎮痙剤、頻尿・尿失禁治療薬、抗がん剤、抗糖尿病薬（α-グルコシダーゼ阻害薬）など

偽膜性大腸炎

解説	抗菌薬の使用で腸内菌バランスが崩れ、ある種の菌が異常に増えて大腸に炎症が起きること。抗生物質を使用後、数日で現れることが多い
症状	下痢、粘性便、腹痛、腹部膨満感、発熱、吐き気、黒色便
原因薬	抗生物質

薬物性肝障害

解説	肝臓の機能が障害されること
症状	倦怠感、食欲不振、発熱、黄疸、発疹、吐き気、嘔吐、かゆみ
原因薬	解熱消炎鎮痛薬、抗がん剤、抗真菌薬、抗てんかん薬、漢方薬など

急性膵炎（薬剤性膵炎）

解説	膵臓に炎症を起こすこと。おなかの痛みはのけぞると強くなり、かがむと弱くなる
症状	胃のあたりの急激な痛み、吐き気、嘔吐
原因薬	抗てんかん薬、免疫抑制薬、抗原虫薬（トリコモナス症治療薬）など

重度の下痢

解説	薬による腸粘膜の炎症や、腸内細菌のバランスの著しい変化などによって起こる下痢。薬の使用後すぐに起こる急性的なものと、使用後1〜2カ月してから起こる遅延性のものがあるが、一般的には2週間以内に起こることが多い
症状	水様便、しぶり腹、さしこむような激しい腹痛、頻回の下痢、血便
原因薬	抗がん剤、抗生物質、免疫抑制薬、一部の消化器用薬、痛風発作予防薬など

高齢者の薬の基礎知識

おもに腎臓に症状を起こす副作用

急性腎不全

解説	腎臓の働きが短期間で低下すること
症状	尿量減少、無尿、一時的多尿、むくみ、倦怠感、発疹、からだがだるい
原因薬	解熱・鎮痛薬、抗生物質、抗菌薬、造影剤、抗がん剤など

間質性腎炎

解説	腎臓に炎症が起こり、腎機能が低下すること
症状	発熱、発疹、関節痛、悪心、制吐、腹痛などの消化器症状、むくみ、尿量減少
原因薬	抗生物質、抗結核薬、解熱消炎鎮痛薬、抗てんかん薬、消化性潰瘍薬、痛風治療など

ネフローゼ症候群

解説	腎臓から尿中に大量のタンパクが出て、体内のタンパクが減少することにより、からだに不都合が出てしまう状態
症状	足のむくみ、尿量の減少、体がだるい、息苦しい、尿が赤い
原因薬	抗がん剤、抗リウマチ薬、小柴胡湯などの漢方薬、インターフェロン製剤、抗不整脈薬、解熱・鎮痛薬

急性腎盂腎炎

解説	免疫力が低下することで起こりやすくなる、感染症のひとつ。尿路の細菌感染症。早期の適切な抗生物質や抗菌剤による治療で、通常3～5日で熱が下がり症状も消える
症状	悪寒、戦慄（ふるえ、歯がガチガチする）をともなう高熱、わき腹が痛む、腰痛、吐き気、嘔吐
原因薬	免疫抑制薬、抗がん剤など

腫瘍崩壊症候群

解説	がん治療において、腫瘍が急速に死滅するときに生じる異常。通常治療開始後12～72時間以内に起きる
症状	体内の尿酸が増える、電解質のバランスが崩れる、血液が酸性になる、尿の減少
原因薬	抗がん剤

腎性尿崩症

解説	尿の量が1日3リットル以上に増える
症状	尿量の著しい増加、激しい口渇、多飲
原因薬	抗リウマチ薬、抗HIV薬、抗菌薬、抗ウイルス薬など

高齢者の薬の基礎知識

おもに呼吸器系に症状を起こす副作用

間質性肺炎

解説	肺胞の炎症により、動脈中に酸素が取り込みにくくなること
症状	空せき、息切れ、息苦しい、発熱、呼吸困難
原因薬	抗がん剤、抗リウマチ薬、小柴胡湯などの漢方薬、インターフェロン、抗不整脈薬、解熱消炎鎮痛剤、総合感冒薬(市販の風邪薬)など

非ステロイド性抗炎症薬ぜんそく発作(アスピリンぜんそく)

解説	薬によって引き起こされるぜんそく様発作のこと
症状	息苦しい、喘鳴、呼吸困難
原因薬	アスピリンなどの非ステロイド性抗炎症薬(NSAIDs)、解熱・鎮痛薬、総合感冒薬(市販の風邪薬)

急性肺損傷・急性呼吸窮迫症候群(急性呼吸促迫症候群)

解説	動脈血液中に酸素が取り込みにくくなり、急な息切れや呼吸困難が起こること
症状	息苦しい、せき・痰が出る、呼吸が速くなる、脈が速くなる
原因薬	抗がん剤、抗リウマチ薬、血液製剤など

肺水腫

解説	血液の液体成分が血管の外にしみ出し、肺にたまること
症状	息苦しい、せき・痰が出る、呼吸が速くなる、脈が速くなる
原因薬	免疫抑制剤、抗がん剤など

肺胞出血（肺出血、びまん性肺胞出血）

解説	肺胞部分の毛細血管から出血すること
症状	せきと一緒に血が出る、痰に血が混じる、黒い痰が出る、息苦しい、息切れ
原因薬	アスピリン、ワーファリン、抗不整脈薬、免疫抑制薬、降圧薬、抗てんかん薬、抗甲状腺薬、抗菌薬、抗リウマチ薬、抗がん剤など

胸膜炎、胸水貯留

解説	肺をおおう胸膜に炎症を起こしたり、胸腔内の胸水が増加したりすること
症状	息苦しい、胸が痛い
原因薬	抗不整脈薬、血管収縮剤、抗菌薬、抗ウイルス薬、抗リウマチ薬、抗精神病薬、筋弛緩薬、甲状腺機能亢進治療薬、高脂血症治療薬など

高齢者の薬の基礎知識

おもに神経・筋骨格系に症状を起こす副作用

白質脳症

解説	大脳の神経線維が障害されるもの
症状	歩行時のふらつき、口のもつれ、めまい、しびれ、物忘れ、動作緩慢
原因薬	抗がん剤（カルモフール、テガフール、フルオロウラシル、メトトレキサート、シクロスポリン）など

薬剤性パーキンソニズム

解説	体内のドパミンが不足して起きるパーキンソン病と同じ症状を呈する
症状	動作が遅くなった、声が小さくなった、表情が少なくなった、歩き方がふらふらする、手がふるえる、止まれず走り出すことがある、手足が固い
原因薬	抗がん剤、血圧降下剤、免疫治療薬、認知症薬、頻尿治療薬、抗てんかん薬など

末梢神経障害

解説	全身の運動神経、感覚神経、自律神経などの働きが悪くなること
症状	手や足がピリピリとしびれる、手足の感覚がなくなる、手足に力が入らない
原因薬	高脂血症治療薬、抗がん剤、抗ウイルス薬、抗結核薬など

横紋筋融解症

解説	骨格筋の融解・壊死により筋肉の痛みや脱力が起きる。血液中に流出した大量の筋肉の成分により、腎臓の尿細管がダメージを受けて、急性腎不全を引き起こすことがある
症状	手足、腰、肩などの筋肉痛、手足のしびれ、倦怠感、こわばり、赤褐色尿
原因薬	高脂血症薬、抗生物質（ニューキノロン系）

おもに精神に症状を起こす副作用

薬剤惹起性うつ病

解説	薬剤の副作用によるうつ症状
症状	不眠、意欲低下、食欲不振、不安、イライラ、気分の落ち込み
原因薬	インターフェロン製剤、ステロイド（副腎皮質ホルモン）薬

悪性症候群

解説	抗精神病薬の副作用で、非常に重篤の症状が急に発症し、放置すると死に至ることもある
症状	原因不明の高熱、発汗、手足のふるえ、こわばり、よだれ、言語・嚥下困難、血圧上昇
原因薬	精神神経用薬（おもに抗精神病薬）

薬剤名50音順さくいん

太文字…分類名　無印…先発薬　★…ジェネリック医薬品

数字・A～Z

2型糖尿病治療薬
（**DPP-4・SGLP2配合剤**）……104

2型糖尿病治療薬
（**DPP-4阻害剤・ビグアナイド系薬剤配合剤**）
……………………………103

2型糖尿病治療薬（**各種配合剤**）
……………………………105

5-HT₃受容体拮抗制吐薬（**嘔吐**）
……………………………275

ARB・カルシウム拮抗薬
配合剤 ………………59

ARB・利尿薬配合剤 ………58

ATP ………………80,272

DPP-4阻害薬 ………99

EPL★ ………………136

FK ………………147

GLP-1アナログ製剤 ……100

H₂受容体拮抗薬（**H₂ブロッカー**）
……………………………151

HM★ ………………147

KM ………………147

L-アスパラギン酸Ca★ ……231

MMD★ ………………147

MSコンチン ………265

NaSSA ………………199

NIM★ ………………147

NMDA受容体拮抗薬 ……217

NSAIDs
（**アリール酢酸系[インドール酢酸系]**）…259

NSAIDs
（**アリール酢酸系[フェニル酢酸系]**）…258

NSAIDs（**オキシカム系**）……261

NSAIDs（**コキシブ系**）……262

NSAIDs（**サリチル酸系**）……257

NSAIDs（**プロピオン酸系**）……260

PDEⅢ阻害薬 ………75

PL ………………173

S・M ………………147

SERM製剤 ………230

SGLT-2阻害薬 ………101

SNRI ………………198

SSRI ………………197

ST合剤 ······················· 123

α_1遮断薬 ······················· 127

$\alpha\beta$遮断薬 ······················· 56

αグルコシダーゼ阻害薬 96

α遮断薬 ······················· 57

β_2刺激薬（長時間作用型）193

β_2刺激薬単独剤 ···· 186,190

β遮断薬 ······················· 71

ア行

アーガメイト★ ················· 118

アーチスト ······················· 56

アーテン ······················· 212

アーリーダ ······················· 131

アイトロール ······················· 62

アイファガン ······················· 254

アイミクス ······················· 59

アイラミド ······················· 254

亜鉛華単軟膏★ ················· 250

アカルボース★ ······················· 96

アキネトン ······················· 212

アクテムラ ······················· 224

アクトス ······················· 98

アクトネル ······················· 229

アクロマイシン ········· 124,182

アサコール ······················· 166

アザルフィジンEN ················· 225

アシクロビル★ ················· 243

アジスロマイシン★ ················· 180

アシノン ······················· 151

アジャストA ······················· 158

アジルバ ······················· 53

アジレクト ······················· 211

アストミン ······················· 174

アズノール ······················· 250

アスパラ-CA ······················· 231

アスピリン ······················· 172

アスピリン原末「マルイシ」

······························ 257

アスペノン ······················· 70

アスベリン ······················· 174

アズマネックス ················· 189

アズレン★ ······················· 154

アセチルコリン分解酵素阻害薬

······························ 216

アセトアミノフェン ····· 171,263

アセトアミノフェン★ ····· 171,263

アゼプチン ······················· 195

アゼラスチン塩酸塩★ ········· 195

アゼルニジピン★ ················· 51

アゾセミド★ ······················· 76

アタバニン ······················· 165

アダラートCR	51
アダリムマブBS★	224
アデカット	52
アテキュラ	190
アデスタン	247
アテディオ	59
アデホスコーワ	80
アデホスコーワ(顆粒)	272
アテレック	51
アドエア(ディスカス)	190
アトーゼット	91
アドフィード	227
アトルバスタチン★	85
アトロベント	185
アナフラニール	200
アニュイティ	189

アニリン系解熱鎮痛薬
(非ピリン系) 263

アノーロ	186
アバプロ	53
アピドラ	93
アプリンジン塩酸塩★	70
アプレピタント★	276
アフロクアロン★	236
アベロックス	181
アボルブ	128

アマリール	94
アマンタジン塩酸塩★	213
アミオダロン塩酸塩★	71
アミサリン	70
アミトリプチリン塩酸塩★	200
アミノバクト★	137
アムロジピン★	51
アムロジン	51
アメナリーフ	243
アモキサン	200
アモキシシリン★	178
アモバン	205
アラセナ-A(外用薬)	243
アラセプリル★	52
アリセプト	216
アリセプトD錠	216
アルサルミン	154
アルジオキサ★	154
アルダクトンA	55
アルタット	151

アルツハイマー型認知症治療薬
(貼付剤) 215

アルドース還元酵素阻害薬
102

アルピニー(坐剤)	171,263

アルファカルシドール★ …………116,233

アルファロール…………116,233

アレグラ錠 …………241

アレジオン…………195

アレビアチン…………269

アレロック…………241

アレンドロン酸★…………229

アローゼン…………158

アロチノロール塩酸塩…………56

アロチノロール塩酸塩★…………56

アロフト…………236

アロプリノール★…………108

アンカロン錠…………71

**アンジオテンシン
Ⅱ受容体拮抗薬(ARB)** …… 53

**アンジオテンシン
変換酵素(ACE)阻害薬**…… 52

アンヒバ(坐剤)…………171

アンプラーグ…………82

アンプリット…………200

アンペック(坐剤)…………265

イーケプラ…………270

イーシー・ドパール…………208

胃腸機能調整薬…………148

イグザレルト…………78

イクスタンジ …………131

イクセロンパッチ………215,216

イコサペント酸エチル★…82,90

イソコナゾール硫酸塩★……247

イソジンシュガー★…………250

イソプロピルウノプロストン★ …………254

一硝酸イソソルビド★…………62

イトプリド塩酸塩★…………148

イドメシン…………227

イトラコナゾール★…………246

イトリゾール…………246

イナビル…………176

イニシンク…………103

イフェクサーSR…………198

イフェンプロジル酒石酸塩★ …………80,272

イブプロフェン★…172,260

イミダフェナシン★…………121

イミダプリル塩酸塩★…52

イメンド…………276

イリボー…………167,168

イルアミクス★…………59

イルトラ…………58

イルベサルタン★…………53

イルベタン…………53

351

インヴェガ……………………219	エクメット……………………103
インスリン　アスパルト★…93	エクリラ………………………185
インスリン　グラルギン★…93	エスゾピクロン★……………205
インスリン製剤……………93	エスタゾラム★………………204
インスリン抵抗性改善薬…98	エゼチミブ★……………………87
インスリン　リスプロ★……93	エチゾラム★…………………220
インターフェロン製剤…133	エックスフォージ………………59
インテバン（坐剤）……………259	エディロール………………116,233
インドメタシン★……………227	エトドラク★…………………222
インドメタシン（坐剤）………259	エナジア………………………191
インフリー……………………259	エナラプリルM★………………52
ウインタミン………………218,277	エナラプリルマレイン酸塩★…52
ウタゲン★……………………109	エパデール…………………82,90
ウラリット……………………109	エパデールEM…………………90
ウラリット-U配合酸………109	エパデールS………………82,90
ウリアデック…………………108	エパルレスタット★…………102
ウリトス………………………121	エビスタ………………………230
ウルソ…………………………139	エピナスチン塩酸塩★………195
ウルソデオキシコール酸★…139	エピプロスタット……………129
ウルティブロ…………………186	エフィエント……………………64
ウロアシス★…………………109	エプクルーサ…………………135
エイベリス……………………254	エフピー………………………211
エカード………………………58	エブランチル………………57,127
エクア……………………………99	エペリゾン塩酸塩★…………236
エクセルダーム………………247	エメダスチンフマル酸塩★…241
エクフィナ……………………211	エリキュース……………………78

352

エリスロシン	180	オパルモン	83,238
エルサメット★	129	オプソ	265
エルデカルシトール★	116,233	オフロキサシン★	143
エンクラッセ	185	オメガ-3脂肪酸★	90
炎症性腸疾患治療薬	166	オメプラール	150
エンテカビル★	134	オメプラゾール★	150
エンブレル	224	オメプラゾン	150
エンペシド	247	オラセフ	179
エンペラシン★	240	オランザピン★	219
オイグルコン	94	オルケディア	119
オイラゾン★	251	オルセノン	250
オイラックス	251	オルベスコ	189
オイラックスH	251	オルメサルタン★	53
オーキシス	186,193	オルメテック	53
オーグメンチン	178	オレンシア	224
オキサロール	116,252	オロパタジン塩酸塩★	241
オキシコドン★	265	オングリザ	99
オキシブチニン塩酸塩★	121	オンダンセトロン★	275
オキナゾール	247	オンブレス	186,193
オキノーム	265		
オスタバロ	234		

カ行

オゼックス	125,143,181
オセルタミビル★	176
オゼンピック	100
オダイン	131
オノン	194

カイトリル	275
カイロック	151
ガスター	151
ガストローム	154
ガスモチン	148

ガスロンN	154
カソデックス	131
カタリン	255
カタリンK	255
活性化生菌製剤	165
活性型ビタミンD₃製剤	116
カデックス	250
カナグル	101
ガナトン	148
カナリア	104
カバサール	210
ガバペン	270
過敏性腸症候群治療薬	
（ラモセトロン塩酸塩）	168
過敏性腸症候群治療薬	
（腸管内水分バランス調整薬）	169
過敏性腸症候群治療薬	
（副交感神経遮断薬）	167
カプトプリル★	52
カプトリル	52
カベルゴリン★	210
カムシア★	59
カモスタットメシル酸塩★	145
ガランタミン★	216
カリウム保持性利尿薬	55
カリエード★	118

カリジノゲナーゼ★	83
カリメート	118
カルコーパ★	208
カルシウム受容体作動薬	119
カルシウムチャネル遮断薬	
	72
カルシウム薬	231
カルシウム拮抗薬	51
カルシトリオール★	116,233
カルタン	117
カルチコール	231
カルデナリン	57
カルナクリン	83
カルバン	56
カルブロック	51
カルベジロール★	56
カルボシステイン★	175
カロナール	171,263
肝機能改善薬	136
肝硬変治療薬	137
浣腸剤	161
乾燥酵母エビオス	147
乾燥水酸化アルミニウムゲル	
	153
カンデサルタン★	53

ガンマロン	80	グラニセトロン内服ゼリー★	275
キサラタン	254	クラビット	125,143
キックリン	117	クラリス	180
キネダック	102	クラリスロマイシン★	180
キプレス	194	クラリチン	241
ギャバロン	236	グリクラジド★	94
キャブピリン	66	グリコラン	97
キャベジンU	154	グリセリン	161
球形吸着炭「マイラン」★	115	グリセリン浣腸★	161
吸入ステロイド	189	グリチロン	136
吸入ステロイド·β₂刺激薬配合剤	190	クリノリル	222
吸入ステロイド·抗コリン·β₂刺激薬配合剤	187,191	グリベンクラミド★	94
		グリミクロン	94
キュバール	189	グリメサゾン	251
キョウベリン★	164	グリメピリド★	94
去痰剤(気道粘液溶解·修復薬)	175	グルコバイ	96
強力ポステリザン(軟膏)	281	グルタチオン★	136
筋弛緩薬	236	グルファスト	95
グーフィス	160	グルベス	105
クエストラン	86	グレースビット	125
クエチアピン★	219	クレストール	85
クエンメット配合錠★	109	クレナフィン爪外用液	248
グラクティブ	99	クレメジン	115
グラケー	232	クロチアゼパム★	220
グラジナ	135	クロピドグレル★	64,79

355

クロフィブラート················ 88
クロルフェネシンカルバミン酸★
································ 236
クロルプロマジン塩酸塩★
································ 218,277
クロルマジノン酢酸エステル★
································ 131
ケアロードLA················ 82
ケイキサレート················ 118
経口FXaおよび阻害薬··· 78
経口抗凝固薬················ 67
ゲーベン···················· 250
ケタス················ 80,272
血管拡張薬
　プロスタグランジン製剤···238
ケトコナゾール★··········· 247
ケトチフェン★·············· 195
ケトプロフェン★·············· 227
解熱·鎮痛薬（NSAIDs）··· 172
解熱·鎮痛薬（NSAIDs以外）··· 171
ケブザラ···················· 224
健胃薬······················ 147
抗B型肝炎ウイルス薬···134
抗C型肝炎ウイルス薬···135
抗インフルエンザウイルス薬
·····················176

抗炎症作用薬················ 279
高カリウム血症治療薬··· 118
高血圧症治療薬··· 60
抗血小板薬
············ 63,64,65,66,79,82
抗甲状腺薬················ 113
抗コリン·β_2刺激薬配合剤
································ 186
抗コリン薬········ 141,152
抗コリン（副交感神経遮断）薬
································ 185,212
甲状腺ホルモン製剤······ 112
抗真菌薬（白癬·外用薬）··· 247
抗真菌薬（白癬·内服薬）··· 246
合成ケイ酸アルミニウム···· 153
抗精神病薬（嘔吐）······ 277
抗男性ホルモン剤··· 128,131
抗てんかん薬（従来薬·その他）··· 269
抗てんかん薬
　　（従来薬·分枝脂肪酸系薬）········ 268
抗てんかん薬（新世代薬）··· 270
抗ヒスタミン薬············ 195
抗ヒスタミン薬（嘔吐）··· 274
抗ヒスタミン薬
　　（気管支ぜんそく治療薬を除く）···241

**抗ヒスタミン薬・
　ステロイド薬配合錠** ···240
抗ヘルペスウイルス薬 ···243
抗めまい薬 ················273
抗リウマチ薬 ············225
高リン血症治療薬 ······117
コートリル ···················223
コスパノン ···················140
コディオ ·······················58
コメリアン ·····················68
コルドリン ···················174
コルヒチン ···················110
コレキサミン ·················89
コレバイン ····················86
コレミナール ················220
コロネル ···············167,169
コントミン ···················277
コンプラビン ··················65

サ行

サアミオン ····················80
サイアザイド系薬 ··········54
サイアザイド類似薬 ······54
ザイザル ······················241
ザイディガ ···················131
ザイロリック ················108

サインバルタ ·················198
サクコルチン★ ··············240
ザクラス ·······················59
坐剤 ·························159
ザジテン ······················195
殺菌剤 ·····················164
殺ダニ薬(疥癬) ············249
サトウザルベ★ ··············250
ザファテック ··················99
サムスカ ·······················76
サラザック★ ·················173
サラゾスルファピリジン★
　·························166,225
サラゾピリン ················166
サルタノール ················193
ザルトプロフェン★ ········260
サルポグレラート塩酸塩★···82
サワシリン ···················178
酸化マグネシウム ··········157
酸化マグネシウム★ ········157
三環系抗うつ薬 ···········200
酸性尿改善薬 ·············109
サンリズム ·····················70
シアノコバラミン ··········237
シーブリ ······················185
ジェイゾロフト ·············197

357

ジェニナック ……………………181	シムビコート ………………………190
ジギタリス製剤 ………………74	シメチジン★ ………………………151
ジギラノゲン ……………………74	ジメモルファンリン酸塩★ ……174
シグマート ………………………68	ジメリン ……………………………94
ジクロフェナクNa★	ジャディアンス ……………………101
………………172,222,227,258	ジャヌビア …………………………99
ジクロフェナクナトリウム(注腸軟膏)★	シュアポスト …………………………95
……………………………………258	重曹 ………………………………153
ジゴキシン★ ……………………74	**循環改善作用薬** ……………280
ジゴキシンKY …………………74	**消炎・鎮痛パップ(テープ)剤**
ジゴシン ……………………………74	……………………………………227
ジスロマック ……………………180	**硝酸薬** …………………………62
ジセレカ …………………………225	**小腸コレステロール**
ジソピラミド★ …………………70	**トランスポーター阻害薬**… 87
シタフロキサシン★ ……125,181	**植物エキス製剤** ……………129
ジピリダモール★ ………63,68	ジラゼプ塩酸塩★ ………………68
ジフェニドール塩酸塩★ ……273	ジルムロ★ …………………………59
ジプレキサ ………………………219	シロスタゾール★ …………………79
シプロキサン ……………125,143	シロドシン★ ………………………127
ジプロフィリン★ ………………184	シングレア …………………………194
シプロフロキサシン★	**神経障害性疼痛治療薬** ……244
………………………125,143,181	人工カルルス塩★ ………………157
ジベトス★ …………………………97	**尋常性乾癬治療薬** …………252
シベノール ………………………70	**浸透圧性下剤** ………………157
シベンゾリンコハク酸★ ………70	シンバスタチン★ …………………85
シムジア …………………………224	シンポニー …………………………224

シンメトレル………………80,213

新レシカルボン………………159

膵胆管鎮けい薬………………140

スイニー………………99

スーグラ………………101

スージャヌ………………104

スオード………………143,181

スクロード★………………250

スターシス………………95

スタチン(HMG-CoA還元酵素阻害薬)
………………85

**スタチン・小腸コレステロールトランス
　ポーター阻害剤**………………91

スタレボ………………208

ステロイド(副腎皮質ホルモン薬)
………………192,223

ステロネマ★………………166

ストロメクトール………………249

スナイリン★………………158

スパカール………………140

スピオルト………………186

スピリーバ………………185

スピロノラクトン★………………55

スピロペント………………193

ズファジラン………………83

スマイラフ………………225

スミフェロン………………133

スルホニル尿素(SU)剤………94

スルモンチール………………200

制酸剤………………153

生物学的製剤………………224

セイブル………………96

ゼスタック★………………227

セスデン………………152

ゼスラン………………195

セタプリル………………52

ゼチーア………………87

セチプチリンマレイン酸塩★…201

セドリーナ………………212

セパミット★………………51

セファドール………………273

セファレキシン………………179

ゼフィックス………………134

セフェム系抗菌薬………………142

セフェム系薬………………179

セフカペンピボキシル塩酸塩★
………………142,179

セフジトレンピボキシル★…179

セフジニル………………179

セフスパン………………142

ゼフナート………………247

359

セフポドキシムプロキセチル★ ……179	**そのほかの狭心症·心筋梗塞薬** ……68
セラピナ★ ……173	**そのほかの抗うつ薬** ……202
セララ ……55	**そのほかの不眠症薬** ……206
セルタッチ ……227	ゾピクロン★ ……205
セルトラリン★ ……197	ゾビラックス ……243
セルニルトン ……129	ゾフルーザ ……176
セルベックス ……154	ソリクア配合注 ……93
セレギリン塩酸塩★ ……211	ソリフェナシンコハク酸塩★ ……121
セレコキシブ★ ……222,262	ゾルトファイ配合注 ……93
セレコックス ……222,262	ゾルピデム酒石酸塩★ ……205
セレスタミン ……240	ソレトン ……260
セレニカR ……268	
セレベント ……190	**夕行**
セレベント(吸入剤) ……193	ダイアート ……76
セロクエル ……219	ダイアモックス ……76
セロクラール ……80,272	**大腸刺激性下剤** ……158
ゼンタコート ……166	ダイドロネル ……229
センナ ……158	ダイピン ……152
センノシド★ ……158	ダイフェン★ ……123
総合感冒薬 ……173	タウリン ……136
ソタコール ……71	**多価不飽和脂肪酸** ……90
速効型インスリン分泌促進薬 ……95	タガメット ……151
	ダクチル ……152
ソニアス ……105	タクロリムス★ ……225
	タケキャブ ……150

タケプロン	150
タケルダ	66
タチオン	136,255
タナトリル	52
タピゾール★	150
タミフル	176
タムスロシン塩酸塩★	127
タリージェ	244,264
タリオン	241
タリビッド	143
炭カル★	153
炭酸水素ナトリウム	153
炭酸ランタン★	117
胆石溶解薬	139
タンパク分解酵素阻害薬	145
タンボコール	70
チアトン	141
チウラジール	113
チキジウム臭化物★	141
チザニジン★	236
チノ	139
チメピジウム臭化物★	152
チモプトールXE	254
チモロールXE★	254
腸運動抑制薬	163
チラーヂンS	112

チロナミン	112
鎮咳薬	174
沈降炭酸カルシウム★	117
沈降炭酸カルシウム	153
鎮痒薬(かゆみ)	251
ツートラム	266
痛風発作治療薬	110
爪白癬治療薬	248
デアメリンS	94
ディオバン	53
定型抗精神病薬	
(フェノチアジン系)	218
デエビゴ	206
テオドール	184
テオフィリン★	184
テオフィリン薬	184
テオロング★	184
デキサメタゾン★	251
デキストロメトルファン★	174
テグレトール	269
テシプール	201
デジレル	202
デタントール	57
テトラサイクリン系抗菌薬	
	124
テトラサイクリン系薬	182

テトラミド	201	**疼痛治療薬**	264
デトルシトール	121	トーワチーム★	173
テナキシル	54	ドキサゾシン★	57
テネリア	99	トコフェロールニコチン酸★	89
テノゼット	134	ドネペジル塩酸塩★	216
デパケン	268	ドパコール★	208
デパケンR	268	ドパゾール	208
デパス	220	**ドパミンアゴニスト**	210
デヒドロコール酸	139	**ドパミン遊離促進薬**	213
テプレノン★	154	トビエース	121
デプロメール	197	トピナ	270
デベルザ	101	トピラマート★	270
デュオドーパ配合経腸用液	209	トピロリック	108
デュタステリドAV★	128	トフラニール	200
テラマイシン	124	ドボネックス	252
テラムロ★	59	ドボベット	252
テリパラチドBS★	234	トミロン	179
テリボン	234	ドラール	204
テリルジー100	187,191	トライコア	88
テリルジー200	191	トラセミド★	76
テルネリン	236	トラゼンタ	99
テルビナフィン★	246	トラゾドン塩酸塩★	202
テルビナフィン塩酸塩★	246	トラディアンス	104
テルミサルタン★	53	トラピジル★	68
テレミンソフト	159	トラベルミン	274
トアラセット★	266	トラマール	266

トラマドール塩酸塩* ·········266
ドラマミン ·····················274
トラムセット ··················266
トランデート ··················56
トリアゾラム* ················204
トリクロルメチアジド* ·····54
トリテレン ·····················55
トリプタノール ···············200
トリヘキシフェニジル塩酸塩*
···································212
トリメブチンマレイン酸塩*··148
トリモール ·····················212
トリラホン ···············218,277
トリンテリックス ············202
ドルナー ·······················82
トルリシティ ··················100
トレシーバ ·····················93
トレドミン ·····················198
ドンペリドン* ················148

ナ行

ナイキサン ·····················260
ナウゼリン ·····················148
ナゼアOD ······················275
ナテグリニド* ················95
ナトリウムチャネル遮断薬··70

ナトリックス ··················54
ナフトピジル* ················127
ナボールSR ···················258
ナルラピド ·····················265
肉芽形成促進作用薬·······281
ニコチン酸系薬···········89
ニコランジル* ················68
ニザチジン* ···················151
ニセルゴリン* ················80
ニゾラール ·····················247
ニチファーゲン錠 ············136
ニトギス* ·····················79
ニトラゼパム* ················204
ニトレンジピン* ·············51
ニトロール ·····················62
ニトログリセリン* ··········62
ニトロダームTTS ············62
ニトロペン* ···················62
ニバジール ·····················51
ニプラジロール* ·············254
ニポラジン ·····················195
ニューキノロン系薬
·····················125,143,181
乳酸カルシウム ···············231
ニュープロ パッチ(貼付剤) ···210

363

ニューロキニン受容体拮抗薬（嘔吐）
....276
ニューロタン............................53
ニュベクオ...............................131
尿酸生成抑制剤....................108
尿酸排泄促進薬....................107
尿毒症毒素吸着薬................115
ニルバジピン★..........................51
ネイリン...................................246
ネオドパストン.........................208
ネオドパゾール.........................208
ネオファーゲンC錠....................136
ネオフィリン.............................184
ネキシウム...............................150
ネシーナ.....................................99
ネリザ軟膏・坐剤★....................279
脳循環・代謝改善薬................80
脳循環・代謝改善薬（めまい）...272
ノバミン.............................218,277
ノボラピッド..............................93
ノリトレン.................................200
ノルスパン（テープ）.................266
ノルフロキサシン★...........125,143

ハ行

パーキネス...............................212

パーサビブ...............................119
ハーフジゴキシンKY...................74
ハーボニー...............................135
パーロデル...............................210
バイアスピリン★.................63,79
バイカロン..................................54
ハイコバール............................237
バイロテンシン...........................51
パキシルCR...............................197
バキソ.......................................222
バクシダール............................143
バクタ.......................................123
バクトラミン............................123
白内障治療薬........................255
パシーフ...................................265
パシル.......................................125
バスタレルF................................68
バゼドキシフェン★..................230
バソメット...........................57,127
バソレーターテープ...................62
バッサミン★..............................79
バップフォー............................121
パナルジン..................................79
バナン.......................................179
パパベリン塩酸塩......................140
バファリン★........................63,79

バラクルード	134
バラシクロビル★	243
パラセタ(坐剤)★	263
パラミヂン	107
パリエット	150
バルサルタン★	53
ハルシオン	204
バルトレックス	243
ハルナール	127
バルヒディオ★	58
バルプロ酸ナトリウム★	268
バルプロ酸ナトリウムSR★	268
パルミコート	189
ハルロピテープ(貼付剤)	210
バレオン	125
パロキセチン★	197
ピーエイ★	173
ピーゼットシー	277
ピートル	117
ビーマス★	157
ピオグリタゾン★	98
ビオスミン	165
ビオスリー	165
ビオフェルミンR★	165
ビオフェルミン(散剤)	165
ビオフェルミン(錠剤)★	165

ビカルタミド★	131
ビグアナイド系 　**経口血糖降下薬**	97
ビクシリン	178
ビクトーザ	100
ピコスルファートNa★	158
ビサコジル★	159
ヒスタブロック★	240
非ステロイド性抗炎症薬	222
ビスホスホネート製剤	229
ピタバスタチンCa★	85
ビタミンB12製剤	237
ビタミンD3製剤	233
ビタミンK2製剤	232
ビダラビン(外用薬)★	243
ヒダントール	269
非定型抗精神病薬	219
ヒドロクロロチアジド★	54
ビビアント	230
ビフォノール★	247
皮膚潰瘍治療薬(床ずれ)	250
ビブラマイシン	124,182
ビベスピ	186
ビペリデン塩酸塩★	212
非ベンゾジアゼピン系 　**睡眠薬**	205

ビホナゾール* ················247

非麻薬系鎮痛薬 ··········266

ビムパット ················270

ピモベンダン* ·············75

ヒュミラ ··················224

ピルシカイニド塩酸塩* ··70

ヒルナミン ················218

ビレーズトリ ·············187

ピレチノール ·············171

ピレノキシン* ············255

ピロキシカム* ·······222,261

ピロリ菌(**ヘリコバクター・ピロリ**)**除菌薬**
·····················155

ファスティック ···········95

ファムシクロビル* ·······243

ファムビル ················243

ファモター* ··············79

ファモチジン* ············151

フィアスプ ················93

フィコンパ ················270

フィブラート系薬 ········88

フィブラスト ·············250

フェキソフェナジン塩酸塩*
·····················241

フェノバール ·············269

フェノバルビタール* ·····269

フェノフィブラート* ······88

フェブリク ················108

フェルビナク* ············227

フェロジピン* ············51

フェロベリン ·············164

フオイパン ················145

フォサマック ·············229

フォシーガ ················101

フォスブロック ···········117

フォスフォジエステラーゼ(**PDE**)**Ⅲ**
阻害薬 ················75

フォルテオ ················234

副甲状腺ホルモン薬 ·····234

ブスコパン錠 ·············152

フスタゾール ·············174

ブチルスコプラミン臭化物*
·····················152

ブデホル* ················190

ブプレノルフィン* ········266

ブホルミン塩酸塩 ········97

プラザキサ ················78

プラデスミン* ············240

プラノプロフェン* ···172,260

プラバスタチンNa* ·······85

プラビックス ·········64,79

フラボキサート塩酸塩* ··121

プラミペキソール塩酸塩★	210
プランルカスト★	194
フリバス	127
ブリリンタ	64
ブリンゾラミド★	254
プリンペラン	148
フルイトラン	54
フルカム	261
フルスタン	233
プルゼニド	158
フルタイド(ディスカス)	189
フルティフォーム	190
フルニトラゼパム★	204
ブルフェン	172,260
フルボキサミンマレイン酸塩★	197
フルメジン	218
プレガバリン★	244,264
プレタール	79
プレドニゾロン	192,251
プレドニン	192,223
プレドネマ★	166
プレミネント	58
プロ・バンサイン	152
プロクトセディル	279
プログラフ	225

プロサイリン	82
プロスタール	128,131
プロスタールL	128
プロスタンディン	250
フロセミド★	54,76
プロチアデン	200
ブロチゾラム★	204
プロテカジン	151
プロトンポンプ阻害薬	150
ブロナンセリン★	219
プロパジール	113
プロピベリン塩酸塩★	121
ブロプレス8	53
フロベン	260
ブロモクリプチン★	210
フロモックス	142,179
平滑筋弛緩薬	121
ベイスン	96
ベオーバ	121
ペオン	260
ペガシス	133
ベザトールSR	88
ベザフィブラートSR★	88
ベシケア	121
ベタセレミン★	240
ベタニス	121

ベタヒスチンメシル酸塩★…273
ベタメタゾン★………192,223
ベナゼプリル塩酸塩★………52
ペニシリン系薬………178
ベネシッド………107
ベネット………229
ヘパアクト★………137
ベハイド………54
ベプリコール………72
ヘプロニカート………83
ベポタスチンベシル酸塩★
………241,273
ベムリディ………134
ヘモクロン………280
ヘモナーゼ………279
ヘモポリゾン軟膏★………281
ヘモリンガル………279
ヘモレックス★………279
ベラサスLA………82
ベラチン………193
ベラパミル塩酸塩★………72
ベラプロストNa★………82
ペルゴリド★………210
ペルサンチン………63,68
ベルソムラ………206
ペルマックス………210

ペレックス………173
ペロスピロン塩酸塩★………219
ペングッド………178
ベンザリン………204
ベンズブロマロン★………107
ベンゾジアゼピン系抗不安薬
(短時間型)………220
ベンゾジアゼピン系睡眠薬
………204
ペンタサ………166
ペントキシベリンクエン酸塩★
………174
防御因子増強薬………154
ホーネル………116,233
ホクナリン………193
ボグリボース★………96
ホスレノール………117
ボナロン………229
ボノサップ………155
ボノピオン………155
ポビドリン★………250
ポラキス………121
ボラザG(坐剤)………280
ポラプレジンク★………154
ポリカルボフィルCa★…167,169
ポリスチレンスルホン酸Ca★…118

368

ポリスチレンスルホン酸Na★	118
ポリフル	167,169
ボルタレン	172,222,227,258
ボルタレンSR	258
ボルタレン(坐剤)	258
ポルトラック	137
ボンアルファハイ	252
ポンタール	172
ボンビバ	229

マ行

マーデュオックス軟膏	252
マイコスポール	247
マイスタン	269
マイスリー	205
マヴィレット	135
マキサカルシトール★	116,252
マグミット★	157
マクロライド系薬	180
末梢血管拡張薬	83
マドパー	208
マナミンTM★	147
マプロチリン塩酸塩★	201
麻薬(モルフィナン系オピオイド)	265
マリキナ★	173
マリゼブ	99

慢性便秘症治療薬	160
ミオナール	236
ミカトリオ	60
ミカムロ	59
ミカルディス	53
ミグリトール★	96
ミコンビ	58
ミチグリニドCa★	95
ミニプレス	127
ミネブロ	55
ミノサイクリン塩酸塩★	124,182
ミノドロン酸★	229
ミノマイシン	124,182
ミヤBM	165
ミラペックス	210
ミリステープ	62
ミルタザピン★	199
ミルナシプラン塩酸塩★	198
ミルマグ	153
ムコスタ	154
ムコダイン	175
メイアクトMS	179
メキシチール	70
メキシレチン塩酸塩★	70
メキタジン★	195
メコバラミン★	237

メサラジン★ ·················· 166
メジコン ·················· 174
メシル酸ペルゴリド★ ·········· 210
メタクト ·················· 105
メチコバール ·················· 237
メトアナ ·················· 103
メトグルコ ·················· 97
メトトレキサート★ ·········· 225
メトホルミン塩酸塩★ ·········· 97
メドロール ·············· 192,223
メナテトレノン★ ·········· 232
メネシット ·················· 208
メバロチン ·················· 85
メプチン ·················· 193
メフルシド★ ·················· 54
メペンゾラート★ ·········· 167
メマリー ·················· 217
メマンチン塩酸塩★ ·········· 217
メリスロン ·················· 273
メルカゾール ·················· 113
メロキシカム★ ·········· 222,261
モービック ·············· 222,261
モーラス ·················· 227
モサプリドクエン酸塩★ ······ 148
モニラック ·················· 137

モノアミン酸化酵素(MAO-B)阻害薬
·················· 211
モノフィリン ·················· 184
モビコール ·················· 157
モルヒネ塩酸塩 ·················· 265
モルヒネ塩酸塩水和物★ ·· 265
モンテルカスト★ ·········· 194

ヤ行

ユナシン ·················· 178
ユニコン ·················· 184
ユニシア ·················· 59
ユニフィルLA ·················· 184
ユベラN ·················· 89
ユリーフ ·················· 127
ユリス ·················· 107
ユリノーム ·················· 107
ヨーデルS★ ·················· 158
四環系抗うつ薬 ·········· 201

ラ行

ライゾデク ·················· 93
ラキソベロン ·················· 158
ラクツロース ·················· 137
ラクトミン★ ·················· 165
ラシックス ·············· 54,76

370

ラスビック	181
ラタノプロスト★	254
ラツーダ	219
ラックビー	165
ラックビーR★	165
ラニラピッド	74
ラノコナゾール★	247
ラフチジン★	151
ラベキュア	155
ラベタロール塩酸塩★	56
ラベファイン	155
ラベプラゾールNa★	150
ラミクタール	270
ラミシール	246
ラモセトロン塩酸塩	275
ラモトリギン★	270
ラロキシフェン塩酸塩★	230
ランソプラゾール★	150
ランタス	93
ランタスXR	93
ランツジール	259
リアルダ	166
リーゼ	220
リーダイ★	164
リーバクト	137
リウマトレックス	225

リオナ	117
リオベル	105
リオレサール	236
リカルボン	229
リキスミア	100
リクシアナ	78
リスパダール	219
リスペリドン★	219
リスミー	204
リスモダン	70
リセドロン酸Na★	229
リックル★	137
利尿剤	76
リバスタッチパッチ(貼付剤)	
	215,216
リバスチグミンテープ(貼付剤)★	
	215,216
リバゼブ	91
リバロ	85
リピディル	88
リピトール	85
リフキシマ	137
リフレックス	199
リベルサス(経口薬)	100
リボトリール	269
リポバス	85

371

リマチル……………………225

リマプロストアルファデクス★
………………………83,238

硫酸マグネシウム……………157

緑内障治療薬……………254

リリカ……………………244,264

リルマザホン塩酸塩★……204

リレンザ……………………176

リンヴォック……………………225

リン酸水素カルシウム………231

リンゼス……………………167

リンデロン……………192,223

ループ利尿薬………………54

ルーラン……………………219

ルコナック爪外用液…………248

ルジオミール…………………201

ルセフィ……………………101

ルネスタ……………………205

ルプラック……………………76

ルボックス……………………197

ルムジェブ……………………93

ルリコン……………………247

ルリッド……………………180

レギチーン……………………57

レクサプロ……………………197

レクタブル……………………166

レザルタス……………………59

レジン（陰イオン交換樹脂）……86

レスキュラ……………………254

レスプレン……………………174

レスリン……………………202

レダコート……………192,223

レダマイシン……………124,182

レナジェル……………………117

レニベース……………………52

レパグリニド★………………95

レバミピド★…………………154

レプリントン★………………208

レペタン（坐剤）………………266

レベチラセタム★……………270

レベトール……………………135

レベニンS★…………………165

レベミル……………………93

レボセチリジン塩酸塩★……241

レボチロキシンNa★…………112

レボドパ含有製剤……208,209

レボトミン……………………218

レボブノロール塩酸塩★……254

レボフロキサシン★…125,143,181

レボメプロマジン★…………218

レミニール……………………216

レメロン……………………199

372

レリフェン··················222
レルベア··················190
レンドルミン··················204

ロイコトリエン受容体拮抗薬
··················194

ローガン··················56
ローコール··················85
ロカルトロール··········116,233
ロキサチジン酢酸★··········151
ロキシスロマイシン★··········180
ロキソニン··········172,227,260
ロキソプロフェンNa★··172,227
ロキソプロフェンナトリウム★···260
ロキプロナール★··········260
ロケルマ··················118
ロコア··················227
ロコルナール··········63,68
ロサルタンK★··········53
ロサルヒド★··········58
ロスーゼット··········91
ロゼレム··········206
ロトリガ··········90
ロナセン··········219
ロバキシン··········236
ロバスタチン★··········85
ロピニロール★··········210

ロペミン··················163
ロペラミド塩酸塩★··········163
ロラタジン★··········241
ロラメット··········204
ロルカム··········261
ロルノキシカム★·········222,261
ロンゲス··········52

ワ行

ワーファリン··················67
ワイドシリン★··········178
ワソラン··········72
ワルファリンK··········67
ワンアルファ··········116,233
ワントラム··········266

373

●監修者 **饗庭三代治**（あいば・みよじ）
順天堂大学医学部附属順天堂東京江東高齢者医療センター 高齢者総合診療科
客員教授

1976年順天堂大学医学部卒業。専門分野は内科学、老年病学、呼吸器病学、総合診療学。
現在は順天堂東京江東高齢者医療センターの客員教授として、さまざまな診療の指導・改
善に尽力している。

写真でわかる 早引き高齢者の薬ハンドブック 2024-2025

2023年10月6日　初版第1刷発行

監修者	**饗庭三代治**
発行者	三輪浩之

発行所　　株式会社エクスナレッジ
　　　　　〒106-0032
　　　　　東京都港区六本木7-2-26
　　　　　https://www.xknowledge.co.jp/

問合せ先　編集 Tel 03-3403-1381
　　　　　　　 Fax 03-3403-1345
　　　　　　　 info@xknowledge.co.jp
　　　　　販売 Tel 03-3403-1321
　　　　　　　 Fax 03-3403-1829

無断転載の禁止
本書の内容（本文、図表、イラスト等）を当社および著作権者の承諾
なしに無断で転載（翻訳、複写、データベースへの入力、インターネッ
トでの掲載等）することを禁じます。

© Miyoji Aiba, 2023